MÉMOIRE

CONCERNANT LES EFFETS

DE LA

PRESSION ATMOSPHÉRIQUE

SUR LE CORPS HUMAIN,

ET

L'APPLICATION DE LA VENTOUSE

DANS DIFFÉRENS ORDRES DE MALADIES.

DE L'IMPRIMERIE D'A. CLO, RUE SAINT-JACQUES, N°. 38.

MÉMOIRE

CONCERNANT LES EFFETS

DE LA

PRESSION ATMOSPHÉRIQUE

SUR LE CORPS HUMAIN,

ET

L'APPLICATION DE LA VENTOUSE

DANS DIFFÉRENS ORDRES DE MALADIES,

Lu à l'Académie Royale des Sciences de Paris, *le* 18 *mai* 1818; *accompagné du Rapport de* MM. Deschamps, Portal et Hallé, *membres de l'Institut*, *en date du* 7 *décembre* 1818;

Par LOUIS-FRANÇOIS GONDRET,

Docteur en médecine de la Faculté de Paris, Médecin du troisième dispensaire de la Société philanthropique et du Tribunal de première instance de Paris; Membre du Cercle médical, ci-devant Académie de Médecine de Paris.

Il faut ajouter à ce qui précède, que les maladies ne peuvent avoir, pour ainsi dire, d'autre source que l'air, lorsque ce fluide est trop abondant, ou trop rare, trop dense, ou chargé de miasmes que le corps humain puisse absorber.

Hipp. περι Φυσων.

Foës. page 297.

A PARIS,

Chez { L'AUTEUR, rue Saint-Honoré, n°. 348.
J. J. BLAISE, Lib. de S. A. S. Madame la Duchesse d'Orléans Douairière, quai des Augustins, n°. 61, à la Bible d'Or.

MAI 1819.

ERRATA.

Page 5, *ligne* 24, occasion flatteuse, *lisez* occasion très-flatteuse.

Page 52, *ligne* 23, hallacinations, *lisez* hallucinations.

AVANT-PROPOS.

Le désir de mieux approfondir le sujet de ce Mémoire et de le rendre, autant que possible, digne de mes lecteurs, m'a déterminé à en retarder la publication.

Parmi les faits que je publie, il en est qui, offrant, au premier coup d'œil, des résultats incomplets sous le rapport thérapeutique, semblent être de faibles preuves des propositions auxquelles je les rattache. Cependant je me suis cru obligé de les présenter tels que je les ai recueillis, pour mieux faire connaître les limites des effets salutaires que produit le moyen dont je traite.

L'intégrité des fonctions de la machine animale dépend de tant de causes, soit extérieures, soit intérieures, toutes extrêmement variées dans leur nature et dans leur intensité, que les moindres changemens amenés par le temps dans les organes, leur impriment des modifications obscures ou manifestes, qui influent sur le jugement du médecin comme sur l'action des remèdes.

Les anciens, ces fidèles observateurs de la nature, ayant reconnu cette vérité, en avaient fait un axiome : *Serò medicina paratur, cum mala per longas convaluere moras.*

Au reste, quel est l'observateur qui attende d'un agent quelconque, un effet constant dans les différentes périodes des maladies? Il n'appartient qu'au vulgaire crédule et aux empiriques de profession de rêver de l'efficacité absolue des remèdes : j'ai donc continué à suivre cette marche, et il m'est démontré que si, malgré tous mes efforts, je n'ai pu atteindre complétement mon but, j'ai du moins suivi une route sûre dans la recherche de la vérité ; je veux parler de l'opinion du savant maître, qui a bien voulu consacrer quelques momens à mon Mémoire, et exprimer dans un rapport, dont je me tiens fort honoré, que le seul moyen certain de faire de la médecine une science exacte, était d'indiquer les circonstances où un remède est utile, celles où il ne l'est pas, et enfin celles où il peut produire des effets fâcheux. Ce passage du rapport de M. le professeur Hallé, a été tellement approuvé par les membres de l'Institut, que M. Delaplace prit la parole, après son honorable collègue, pour applaudir à cette méthode à l'aide de laquelle on pourrait, ajouta-t-il, s'élever aux considérations les plus importantes, telles que la formation de tableaux exacts des différens ordres de maladies. On pourra voir que, pénétré de cette dernière idée, qui est propre aux médecins, et que j'avais puisée dans mes études à la faculté de Paris, j'ai offert, dans un cadre raccourci, les traits généraux par lesquels je pense, que l'on peut représenter les quatre ordres de maladies, désignées sous les dénominations de pléthore, fluxion, hémorragie, inflammation; de plus, j'ai mis en parallèle avec ce tableau celui des effets de la ventouse. En les rapprochant l'un de l'autre, j'ai cherché à faire remarquer leur analogie manifeste. Je reconnais toutefois que les symptômes des fluxions et des phlegmasies, lorsqu'ils sont très-développés, sont plus tranchés que les phénomènes déterminés par la ventouse; mais l'analogie n'en subsiste pas moins, et quand je m'abuserais sur ce point de comparaison, j'en appellerais toujours aux faits, les seules bases de la médecine, celles qui ont dirigé ma pratique dans cette entreprise. Or, des observations très-multipliées m'ont démontré que la pression de l'air atmosphérique, par l'impulsion qu'elle communique aux différens fluides du corps, a une action suffisante pour contrebalancer ce défaut de parité, entre le tableau comparé des maladies dont je parle, et celui des effets de la ventouse; ce résultat dépend, comme cela est reconnu aujourd'hui, de ce que cette pression mécanique de l'air dirige vers la surface sur laquelle se fait le vide, une portion des fluides et des gaz dont l'accumulation accidentelle changeait la vitalité et l'état de l'organe affecté.

Je n'ai pas besoin de dire que la ventouse, comme tout autre secours, est inutile dans ces cas où la violence de la maladie détermine subitement la gangrène ou des désordres capables de suspendre les phénomènes de la vie.

Je me plais à payer un tribut de reconnaissance aux confrères qui ont eu la bonté de me faciliter le travail que j'avais entrepris, et notamment à M. le docteur Bourdois de la Motte, praticien justement célèbre, qui m'encouragea le premier à poursuivre mes recherches, et m'éclaira par la communication de ses observations personnelles.

Le Cercle médical, ci-devant Académie de médecine, qui a pour président d'honneur M. le docteur Portal, premier médecin du Roi, et pour président titulaire M. le docteur Demours, médecin oculiste de Sa Majesté, m'ayant invité à faire une seconde lecture de mon Mémoire dans une de ses séances, m'a procuré une occasion flatteuse de recevoir de mes honorables collègues, et des amis que j'ai le bonheur d'y compter, des témoignages d'estime auxquels j'ai été, on ne peut plus sensible, et dont je les supplie d'agréer tous mes remercîmens.

INSTITUT DE FRANCE.

ACADÉMIE ROYALE DES SCIENCES.

PARIS, le 1819.

Le Secrétaire perpétuel de l'Académie pour les sciences naturelles, certifie que ce qui suit est extrait du procès-verbal de la séance du lundi 7 décembre 1818.

M. GONDRET entend par le vide dont il conseille l'emploi, les ventouses dont en effet la manière d'agir dépend de la soustraction de l'air dans la capacité d'un vase appliqué, par son orifice, sur un point quelconque de la surface du corps. Cette soustraction se fait ou à l'aide de la chaleur qui chasse une portion de l'air en le dilatant, suivie du refroidissement qui en réduit ensuite le volume; ou par la vaporisation d'une petite quantité d'un liquide, tel que l'alcool ou l'éther que l'on enflamme, et qui se réduit encore davantage en se refroidissant, ou par une sorte de pompe pneumatique, ou, comme autrefois, par l'aspiration forte de l'air contenu dans un vase à double ouverture, dont l'une était appliquée sur la peau, et l'autre plus étroite étoit bouchée immédiatement après chaque aspiration. On ne peut pas regarder le choix de ces moyens comme indifférent; mais de quelque manière que s'exécute cette opération, la surface de la peau sur laquelle le vase est appliqué tend à remplir le vide fait, et s'élève, en se tuméfiant, dans la cavité de ce vase. Les vaisseaux et les aréoles du tissu sous-cutané se dilatent en même temps et appellent dans leurs canaux et leurs espaces développés une plus grande quantité de liquides, et de proche en proche, ces liquides sont soustraits aux parties voisines. Mais comme cette dilatation de la peau, sous cette espèce de cloche pneumatique, est déterminée par la pression universelle que l'air exerce sur tout le reste de la surface du corps, lorsqu'elle cesse d'être contre-balancée par l'air soustrait de la portion de cette surface comprise sous la ventouse, on conçoit que la colonne d'air qui pèse sur tout le corps doit être regardée comme contribuant essentiellement à former et à soutenir la tuméfaction de la partie sur laquelle l'application s'est faite, proportionnellement à l'étendue de l'aire comprise sous cette application, et qu'elle agit en dirigeant sur ce point tout ce qui cède à son action.

Outre les ventouses ordinaires, M. Gondret en a fait faire une à peu près semblable à celle qu'on a employée quelquefois sous le nom de pompe à sein; les cloches qui font partie de son appareil ont un orifice qui s'applique sur la peau, et une tubulure qui se visse à une petite pompe pneumatique. Les orifices sont variés selon la forme des parties auxquelles ils doivent être adaptés. La pompe fait le vide, et quand il est temps de détacher la cloche, un robinet tourné ou un bouchon enlevé laisse rentrer l'air, et le détachement se fait sans peine et sans douleur.

On connaît bien l'effet des ventouses. Voici comment M. Gondret les décrit. La peau se dilate en s'arrondissant sous la cloche; de blanche elle devient rouge, puis violette; le sang s'y accumule, la cloche s'échauffe pendant que le vide subsiste, des vapeurs se condensent à la cloche. Si l'on a fait précéder des scarifications, on aperçoit un écoulement de sang artériel, de sang veineux, d'un fluide séreux et lymphatique, et quelques bulles de gaz se dégagent aussi. L'opération finie, on trouve la température de la peau sensiblement augmentée. La peau elle-même reste plusieurs jours colorée et plus sensible en cet endroit qu'elle ne l'est naturellement.

Cette dilatation du tissu cutané, de ses vaisseaux et de ses aréoles, appelle les liquides et en décharge les parties adjacentes et plus profondes qui reviennent sur elles-mêmes par une contraction qui est la conséquence de la dilatation extérieure, et qui lui est proportionnelle.

A quelle profondeur s'étend cette influence de l'effet des ventouses? c'est à l'observation à le faire connaître.

Le résultat de l'action des ventouses a été, dans les observations rapportées par M. Gondret, la guérison très-prompte et quelquefois immédiate des parties attaquées d'engorgement et d'inflammation. Dans son Mémoire, tel qu'il fut d'abord présenté à l'Académie, ce médecin avait rapporté, en preuve de son assertion, six observations. Il nous en a communiqué depuis quatorze autres, ce qui fait vingt en tout. Ces observations sont concises, elles paroissent faites avec exactitude, et sont décrites avec clarté. Toutes à peu près présentent des congestions locales avec irritation et douleur fixe, et en général tous les caractères d'une phlegmasie ou d'une inflammation partielle. Souvent cette phlegmasie, dans le lieu affecté, avait persisté après un état inflammatoire, dont les symptômes généraux avaient été enlevés par des saignées. Quelquefois elle existait sans avoir excité d'inflammation générale, et avait résisté aux saignées locales. Plusieurs étaient aiguës, beaucoup étaient chroniques, et présentaient à la fois une force remarquable des battemens artériels dans la partie affectée, tandis qu'on observait des caractères de faiblesse dans l'habitude générale, et une faiblesse non moins remarquable dans le pouls, c'est-à-dire, dans le battement des artères radiales. Ces phlegmasies attaquent la tête, la poitrine, la région épigastrique, l'utérus. Dans ce dernier organe leurs symptômes menaçaient d'une ulcération menaçante. M. Gondret cite aussi des exemples d'hémorragie utérine, arrêtée, conformément au conseil d'Hippocrate, par l'application d'une légère ventouse aux mamelles. Deux observations présentaient chez des enfans les symptômes d'une dentition orageuse, calmés par l'application des ventouses à la nuque. Enfin M. Gondret rapporte l'exemple d'une affection de cœur, crue anévrismatique, avec lipothymie; palpitations dont les symptômes spasmodiques ont disparu à la suite d'applications de ventouses sèches, quoique l'affection primitive ait persisté.

M. Gondret remarque une chose essentielle, c'est que même dans l'application des ventouses scarifiées, le soulagement ne paraît pas être en proportion de la quantité de sang enlevée; que souvent l'application antérieure des sangsues, en tirant plus de sang, n'avait procuré aucun succès, et que dans l'application des ventouses scarifiées, la perte de sang ne s'élève presque jamais à plus d'une once et demie; que d'ailleurs les ventouses sèches produisent souvent un effet semblable à celui des ventouses scarifiées, comme dans l'observation que nous venons de citer d'une maladie du cœur.

Nous sommes d'autant plus portés à ajouter foi aux observations de M. Gondret, que déjà depuis long-temps nous avons observé de l'usage des ventouses des effets semblables à ceux dont il présente des exemples. Nous les avons spécialement employées dans des affections de poitrine avec douleur fixe, sans symptômes inflammatoires généraux, et avec un soulagement immédiat; et nous avons aussi obtenu un effet semblable à celui dont parle M. Gondret, dans une affection du cœur. C'étoit une dame qu'on regardait comme atteinte d'une affection anévrismatique de cet organe, à cause des palpitations qu'elle éprouvait, des réveils en sursaut qui troublaient toutes ses nuits et la privaient de sommeil, et parce que le volume du cœur paraissait en même temps augmenté, à en juger par l'étendue de ses battemens. Nous avions des raisons de ne pas partager cette opinion; mais l'application des ventouses entre les deux épaules d'abord scarifiées, puis sèches, produisit un calme immédiat, et rétablit la tranquillité des nuits. Cette malade entretint ce calme en faisant réitérer cette application, que sa femme de chambre exécutait très-facilement. Ensuite par d'autres moyens, cette dame s'est rétablie, à ce qu'il paraît, assez complétement.

Nous sommes donc assurés qu'il est au moins des cas où on peut se promettre d'obtenir, au moyen des ventouses, des succès semblables à ceux que cite M. Gondret dans son Mémoire. La pratique d'Hippocrate, de Celse et des autres médecins anciens, celle de Prosper Alpin, et de beaucoup d'autres plus modernes, ne permettaient guère d'en douter, quoique ce moyen ait été bien négligé de nos jours, et surtout parmi nous.

Cependant il peut s'élever à ce sujet plusieurs

questions, dont la solution présente quelques difficultés.

Quand on emploie un moyen comme celui dont nous parlons ici, moyen dont le mode d'action est évident, bien connu et parfaitement calculable en lui-même, il semble d'abord qu'on devrait aussi pouvoir calculer les effets qu'il produira par suite de son application.

Si ces effets, comme il paraît par les observations de M. Gondret et par les nôtres, s'étendent au delà de la surface à laquelle se fait l'application, on se fera naturellement cette question-ci : A quelle profondeur peuvent s'étendre ces effets, et quelle intensité conserveront-ils selon les profondeurs auxquelles ils peuvent parvenir? Quelque simple que paraisse cette question, la réponse ne peut être donnée que par l'observation. Le problème n'eût-il de difficulté que dans la multiplicité des élémens dont se compose la structure organique, il serait déjà très-compliqué. Si l'on y ajoute que les organes d'un corps vivant ne peuvent pas être regardés comme passifs dans l'effet qui résulte d'une semblable application, et qu'ils y répondent par une action propre, suscitée par l'effet que produit la ventouse, et déterminée par l'organisation même et par la vie dont elle est animée; si l'on considère ensuite que la sensibilité et l'irritabilité, sources de ces actions organiques, sont l'une et l'autre diversement et inégalement réparties dans les différens organes du corps, selon la nature de leurs fonctions, souvent selon les sympathies respectives des organes intéressés, comme dans les rapports des mamelles et de l'utérus; enfin si l'on ajoute à tout cela que les mesures naturelles de cette irritabilité et de cette sensibilité, ne sont pas dans l'homme malade réparties dans des proportions comparables à celles qui existent dans l'état de santé, et que la différence des individus et des situations porte encore une grande variété dans ces mêmes proportions, on conçoit combien il est impossible d'arriver par la seule théorie à la résolution du problème proposé; que l'observation seule peut le résoudre, et même que les termes de cette solution donnés par l'observation doivent être très-variables dans leurs rapports selon les personnes, les circonstances dans lesquelles elles se trouvent, et l'intensité de la maladie.

Dans les observations qui nous sont propres, nous n'avions point présumé que l'effet des ventouses dût s'étendre à une très-grande distance, et nous en avons fait l'application aux parties extérieures les plus voisines de l'organe intérieurement affecté. Nous avons réussi au delà de ce que nous nous flattions d'obtenir; mais M. Gondret a présumé plus avantageusement de ce moyen. Il annonce avoir réussi en portant les ventouses sur des parties très-distantes du lieu affecté. Nous ne comparerons parmi ses observations que celle qui a le plus d'analogie avec une des nôtres. C'est celle d'une affection du cœur, organique ou non, mais de part et d'autre accompagnée de spasmes très-particuliers et propres aux affections de cet organe, consistant en palpitations et en une gêne extrême de la respiration. M. Gondret et nous avons obtenu à l'égard des palpitations et des suffocaions les mêmes effets, nous, en plaçant les ventouses au dos, soit entre les deux épaules, soit aux environs de l'omoplate du côté gauche. M. Gondret, au contraire, dans son observation, dit les avoir placées autour du bassin, entre les fesses et la partie supérieure des cuisses. L'homme dont il parle, sans être guéri, a obtenu un tel soulagement du côté des palpitations et de la gêne de la respiration, qu'il a pu, dit M. Gondret, reprendre ses occupations de fabricant bonnetier, et qu'en réitérant l'usage des ventouses, il jouit d'une tranquillité qu'il ne connoissait plus auparavant. Nous avons déjà vu quelle a été l'issue du traitement chez le malade dont nous avons parlé. L'observation de M. Gondret présente de plus que la nôtre une efficacité que nous n'aurions pas cru pouvoir s'étendre à une aussi grande distance.

Ce médecin nous a assuré que dans les fièvres adynamiques, il avait obtenu, par l'application des ventouses, des révulsions utiles et beaucoup d'amélioration dans la maladie principale. Il n'a point parlé de ce fait dans son Mémoire, mais il en annonce un autre qui, s'il est exact, nous paraît digne d'attention. C'est que dans le cas où les affections intérieures ont pour symptôme le sentiment d'une ardeur brûlante, la ventouse fait cesser immédiatement ce sentiment. M. Gondret voit la cause de cet effet dans l'augmentation de température qui se fait sentir long-temps, même après la chute de la ventouse, dans le lieu où elle a été placée, et à la chaleur que prend la cloche de la ventouse elle-même, quoique l'on ne se soit point servi du feu pour son application. Il voit là une sorte de déplacement du calorique opéré par ce moyen. Nous ne nous hâterons pas d'admettre cette explication, d'autaut plus que rien n'est moins aisé à déterminer que ce qu'on appelle chaleur quand il s'agit de sensations; et l'on sait que ce phénomène existe souvent dans les maladies, sans que le thermomètre accuse un changement de température qui paraisse proportionné à la sensation qu'éprouve le malade, et même quelquefois à celle qu'on éprouve en le touchant.

Nous ferons encore, à l'occasion du Mémoire de M. Gondret, une observation générale dont il a lui-même bien senti l'importance, et qu'il n'a pas négligée; c'est que quand on veut évaluer d'une manière exacte le mérite d'un remède ou d'une méthode, il est essentiel de comparer avec scrupule les observations heureuses, celles qui le sont moins, et celles qui ne l'ont pas été. C'est la seule manière de tracer la limite où s'arrête son usage utile, et d'écarter les erreurs qui, ensuite, le décréditent et le font oublier. Nous avons indiqué dans le compte que nous venons de rendre, quel est spécialement le genre et la mesure des affections dans lesquelles on a jusqu'ici appliqué utilement le moyen des ventouses ; mais il reste peut-être encore à atteindre une mesure de précision plus grande.

Quoi qu'il en soit, les observations de M. Gondret nous paraissent mériter une grande attention. Nous y ajoutons foi, parce que nous avons été depuis long-temps dans le cas de nous convaincre nous-mêmes de leur réalité. Elles méritent d'être répétées, confirmées et étendues. Ce moyen est loin d'être nouveau. On a continué à faire un usage assez fréquent des ventouses, en Allemagne surtout; mais nous ne croyons pas qu'on se soit occupé d'en évaluer l'efficacité avec précision, et qu'on ait fait beaucoup de recherches spéciales dans cette intention. Ce qu'il y a de sûr, c'est que l'usage en a été bien long-temps négligé parmi nous. L'attention de nos médecins ramenée sur ce point peut être couronnée par des observations importantes. M. Gondret y a mis une suite et une attention dignes d'éloges. Déjà il s'est appliqué à perfectionner aussi quelques autres moyens de l'art de guérir, et à apprécier et étendre les ressources qu'on en peut tirer. L'Académie a deux fois accueilli ses travaux dans ce genre. Nous croyons que ce médecin mérite d'être encouragé dans cette utile entreprise.

Nous pensons en conséquence que son travail

mérite l'approbation de l'Académie, et que M. Gondret doit être autorisé à joindre cette approbation à la publication de son Mémoire.

Signé, DESCHAMPS, PORTAL,
HALLÉ, rapporteur.

L'Académie approuve le rapport et en adopte les conclusions.

Certifié conforme à l'original,

Le secrétaire perpétuel, conseiller d'Etat, chevalier de l'ordre royal de la Légion d'Honneur,

G. CUVIER.

INTRODUCTION.

L'USAGE de la ventouse remonte à la plus haute antiquité. On sentit de bonne heure l'utilité de ce remède, mais par le défaut de connaissance en physique, on ignorait, et sa manière d'agir, et toute l'étendue de ses effets.

Je me suis déterminé à l'employer, après avoir lu et médité Hippocrate, Celse, et surtout Prosper Alpin (*de medicinâ Ægyptiorum*). Satisfait de mes premiers essais, je fus bientôt étonné des succès qui couronnèrent mes nouvelles tentatives. En effet, sur quelque organe ou région que fut appliquée la ventouse, dans un grand nombre de maladies graves, j'obtins des résultats que nul autre moyen ne m'avait encore procurés. Ces avantages me firent mieux sentir le rapport de ce remède avec la pression atmosphérique, loi de la nature à laquelle tous les corps sont soumis. Ce poids énorme d'air supporté par l'homme, présumé par Hippocrate, démontré seulement au dix-septième siècle, ce poids qui soutient l'homme sain, qui opprime le malade, puissance permanente, variable dans son intensité, véritable cause de l'équilibre des diverses parties de notre corps, en un mot tous ces résultats d'un même principe furent, dès ce moment, l'objet familier de mes recherches.

J'ai recueilli les faits concernant les différentes actions de la pression de l'air sur le corps humain, à des hauteurs variées de l'atmosphère, en m'attachant exclusivement à ceux qui sont présentés par des savans dignes, à tous égards, d'une solide confiance. Ces faits m'ont conduit à des inductions qui pourront, si elles sont justes, éclairer sur la connaissance des causes qui entretiennent la vie de l'homme ou altèrent sa santé, suivant les circonstances dans lesquelles il est placé.

Le Mémoire que je publie signale les

effets du vide dans plusieurs ordres de maladies, les congestions sanguines, les hémorragies, les fluxions, les inflammations; je suis même convaincu de son efficacité dans les autres affections aiguës, et principalement dans celles dites putrides, adynamiques et ataxiques; mais j'ai encore trop peu de faits relatifs à ces dernières maladies pour en tirer des inductions positives; je laisse aux circonstances et au temps à les multiplier.

L'usage de la ventouse est utile dans plusieurs affections chroniques; c'est probablement le meilleur remède que l'on puisse opposer aux anévrismes du cœur et des gros vaisseaux. Il a concouru avec des épispastiques plus fixes, tels que la moutarde, la pommade ammoniacale, et avec les remèdes internes, à dissiper des phthysies qui n'étaient point arrivées à ce point de désorganisation, que l'on reconnaît généralement comme incurable. Dans certains cas extrêmes de la même maladie, il a fait disparaître les douleurs de poitrine, d'estomac, les nausées, les vomissemens, et a rendu moins pénibles les derniers momens de l'existence.

L'action du vide est à peu près nulle dans diverses maladies que l'altération des formes et des forces du corps a porté bien des praticiens à nommer cachéxies.

Je l'ai employée dans les scrophules, mais principalement pour combattre des affections concommittantes. On sait qu'il n'y a rien de plus opiniâtre que les ophtalmies scrophuleuses chroniques. Cette double maladie existait depuis dix ans chez une jeune fille de seize ans, non encore formée, et d'une très-faible constitution. Elle avait une telle intensité, que la vision était perdue du côté droit, et très-obscurcie du côté gauche, les conjonctives, les cornées étant depuis plus d'un an très-altérées, et le siége de douleurs intolérables le jour et la nuit. Dans cette occurrence, la cautérisation sincipitale ayant rétabli la vue, mais ne suffisant pas pour détourner le sang qui se portait incessamment vers la tête et les régions affectées, je fis appliquer avec un succès marqué, les ventouses derrière le cou, sur les hanches et les cuisses; j'employai aussi l'électricité, et par ces divers moyens je surmontai la maladie. Les conjonctives constamment enflammées, depuis des années, reprirent leur aspect naturel. Jusque-là leur état avait masqué des taies qui perdirent, chaque jour, de leur opacité sous l'influence du cautère sincipital. Ces effets, sans doute, sont dus à ce que, détourné de sa déviation habituelle, le sang parut enfin reprendre la direction assignée par la nature. Les glandes du cou très-tuméfiées jusqu'au traitement, s'affaissèrent pour la première fois, et la santé de la malade acquit une vigueur jusqu'alors inconnue. J'ignore toutefois, si la ventouse a agi directement contre les scrophules; elle a, ce me semble, plutôt contribué à relever, à diriger convenablement les forces, qu'elle n'a corrigé la maladie d'une manière spéciale.

Dans quelques circonstances, la ventouse n'opère qu'un effet momentané. Cela paraît dépendre de la nature et de l'intensité de la maladie. Ainsi, qu'une fluxion à la joue provienne de la carie d'une dent, elle peut être diminuée ou dissipée par l'application de la ventouse sèche ou scarifiée derrière les oreilles; mais on devra craindre son retour, tant que la dent ne sera pas guérie ou enlevée.

Il en est de même des affections chroniques des viscères; il paraît impossible de guérir les tubercules pulmonaires, et l'on voit nombre d'individus atteints de cette maladie, et se porter passablement bien : qu'une irritation se fixe, chez ces malades, sur les parties saines des poumons, on conçoit que la ventouse, employée au début, pourra la dissiper et rétablir ainsi l'état de santé ordinaire.

On trouve des effets analogues dans

l'observation sous le n°. 26. La maladie du cœur est ancienne, il semble impossible de la guérir; mais on peut diminuer son intensité, ralentir sa marche, et faire disparaître quelques symptômes qui la rendent insupportable, tels que la faiblesse, l'insomnie, les lipothymies, etc.

Une maladie, pour être ancienne, n'a pas toujours une grande intensité; on en a la preuve dans le n°. 30. La maladie et ses symptômes déjà anciens, se sont en quelque sorte évanouis après l'usage de la ventouse.

Il est des constitutions faibles, soit d'origine, soit par suite de maladies qui ont altéré l'organisation. Elles se rencontrent principalement chez ces personnes qui doivent la naissance à des parens entachés de phthysie ou de différentes affections héréditaires, comme les scrophules, le rachitis, etc.; on ne les remarque aussi que trop souvent sur des individus qui ont eu le malheur d'être entraînés à des écarts de jeunesse. Que le principe vital soit affaibli, ou que la faiblesse tienne à la dégénérescence des organes les plus essentiels à la vie, dans l'une ou l'autre circonstance, les maladies ont rarement le caractère de franchise et de véhémence qu'elles présentent chez des sujets plus favorisés de la nature, ou qui n'ont pas abusé de leurs forces. Ainsi, chez ces malades, la douleur et les autres attributs de l'inflammation ne sont pas toujours bien prononcés; les symptômes se développent lentement et sont à peine sensibles : dans cette occurrence, l'action de la ventouse est d'autant moins prononcée que la structure de l'individu est plus détériorée et la maladie moins violente. Tandis que dans l'irritation de poitrine intense, elle agira subitement, et en quelque sorte avec une efficacité absolue; là, au contraire, on en apercevra à peine les effets : on serait tenté de croire qu'elle est inutile; or c'est probablement le cas d'insister sur ce remède, de le réappliquer souvent, mais d'user de la scarification avec ménagement.

Une jeune dame, délicate, née d'une mère qui est morte avant le terme fixé par la nature, d'une affection chronique de l'abdomen, dut à une éducation bien entendue une assez bonne santé, jusqu'à l'époque où on la maria. Devenue mère, elle voulut nourrir ses enfans. Chaque allaitement la fit maigrir, et fut accompagné d'une titillation au larynx, avec étouffement, fièvre légère, et une petite toux qui amenait quelquefois un peu de sang. Cet accident s'est reproduit dans le cours du cinquième mois de la nourriture de son troisième enfant : n'est-il pas raisonnable de le rapporter à une affection chronique de la poitrine? Vainement s'attendrait-on, dans ce cas, à un effet complet de la ventouse. Ce qui prouve le caractère véritable de la maladie, et la persévérance avec laquelle il faut peut-être employer le remède, est ce qui arrive lorsque tout autre organe est affecté d'une manière insolite. Ainsi j'ai vu chez cette même personne, une angine tonsillaire céder aussitôt à l'application du vide légèrement scarifié, la disposition habituelle de la poitrine restant la même après l'usage instantané du même remède.

Il arrive souvent que le médecin ne peut recueillir tous les avantages d'un remède, parce qu'il est appelé trop tard. L'exemple suivant en est la preuve.

M. de St...., ancien officier de cavalerie, âgé de 49 ans, d'un tempérament bilieux et éminemment sanguin, d'une belle constitution, était sujet aux hémorroïdes, et jouissait d'une excellente santé qui ne s'était point démentie jusqu'à l'âge de 42 ans. A cette époque, après des voyages très-longs et réitérés en chaise de poste, il ne sentit plus ses hémorroïdes, et il éprouva une hématurie accompagnée de douleurs dans le rein gauche et dans l'uretère correspondant. Depuis cette première invasion, l'hémorragie rénale reparut souvent, ou tous les mois, ou à des intervalles plus éloignés; elle subsistait pendant une quinzaine de jours, sans douleurs vives, avec des intermittences d'un ou deux jours; après la cessation des accidens, le malade était promptement rétabli.

Il y avait quatre ou cinq mois que M. de St..... se portait bien, s'étant mis à un régime purement végétal. Depuis plusieurs jours il apercevait dans son urine quelques filets de sang. C'était le moment d'agir, mais une fausse sécurité le tint en repos. Bientôt après, s'étant beaucoup agité en parlant, M. de St..... sentit une céphalalgie violente qui, peu après, fut accompagnée du groupe des symptômes de l'hématurie rénale. Comme les sangsues lui avaient toujours été utiles dans cette circonstance, il en fit, à différentes reprises, appliquer quatorze à l'anus. Cette fois, au lieu de diminuer, la maladie prit une marche continue en conservant son intensité. Je fus alors appelé. Reconnaissant que cette affection était sous l'empire d'une habitude de sept années, qu'en un mot elle était irrégulièrement périodique, je sentis que la ventouse, bien qu'indiquée, était réduite à un rôle secondaire.

Plusieurs fois par jour, le sang contenu dans la vessie s'étant coagulé, son expulsion devenait difficile ou impossible. Le malade éprouvait alors dans le canal de l'urètre et dans la vessie, des douleurs tellement aiguës qu'il en résultait la rétraction des testicules, une grande anxiété et en même temps des contractions musculaires, générales et convulsives. Au même instant la tête devenait le siége d'une douleur aiguë avec pesanteur, chaleur et battemens artériels. Ces symptômes étaient immédiatement suivis d'une exaltation de tout l'appareil circulatoire; le pouls, de petit, fréquent et déprimé, devenait fort, plus fréquent et dur. J'essayai de m'opposer à ce double effet des douleurs urétrales, en posant des ventouses légèrement scarifiées derrière le cou et les oreilles, et par ce moyen je vins à bout de rétablir le calme; mais la cause fixée sur l'urètre étant permanente, il fallait, pour la combattre utilement, réitérer les applications du remède. Dans la vue de détruire le principe et les phénomènes secondaires, je fis appliquer la ventouse scarifiée au périné, et je fus assez heureux pour arrêter ainsi les douleurs de l'appareil urinaire et leurs irradiations qui s'étendaient jusqu'au cerveau. Peu à peu l'hémorragie diminua, et au douzième jour le malade entra en convalescence.

Si la ventouse scarifiée avait pu être appliquée au début, n'est-il pas probable que la maladie aurait cédé plutôt.

L'hémorragie était considérable, et les sangsues, quoiqu'indiquées, avaient ajouté au mal puisqu'elles ne l'avaient pas diminué. Il était urgent d'employer un remède, qui, sans augmenter l'épuisement, pût mettre des bornes à une maladie que chaque moment rendait plus dangereuse. Ce double effet fut obtenu par la ventouse ; mais il s'était déjà écoulé dix jours pendant lesquels la perte de sang avait été énorme.

Dans cette affection, la ventouse n'a pu être que palliative ; elle a guéri l'accident actuel, mais non la cause qui rendait l'hémorragie périodique. Toutefois le but des efforts de la médecine n'est-il pas d'arriver à cette double fin. La nature nous montre le moyen, et Hippocrate semble l'avoir connu lorsqu'il a dit (1) : Τοῖσι μελαγχολικοῖσι και τοῖσι νεφριτικοῖσι, αιμοῤῥοιδες επιγίνομεναι, ἀγαθον.

Or, si la maladie doit guérir par le retour des hémorroïdes, quel remède remplira plus convenablement cette indication que la ventouse appliquée au périné, à l'anus et aux extrémités inférieures.

Quelques personnes, surtout celles d'un tempérament sanguin, souffrent souvent

---

(1) « S'il survient des hémorroïdes aux personnes « affectées de mélancolie ou de néphrite, cela leur est « utile. »

de la concentration du calorique, soit à la périphérie, soit sur une partie déterminée du corps. Quelquefois ce phénomène n'est accompagné d'aucun autre symptôme. A l'exemple des anciens, on combat cette disposition par les réfrigerans à l'intérieur et à l'extérieur. Mais il peut y avoir du danger à employer les bains froids et la glace dans ce cas.

Bien que ce remède paraisse essentiellement utile, on concevra facilement qu'appliqué mal à propos, il puisse entraîner des suites fâcheuses. Chez une dame qui, depuis nombre d'années, avait l'estomac constamment surchargé d'une prodigieuse quantité de gaz, une ventouse, du diamètre de cinq pouces, appliquée plusieurs jours de suite pendant près d'une heure, sur l'abdomen, avait produit un soulagement notable. Le diagnostic de cette affection était très-obscur; cependant, en démêlant les différens traits qu'elle avait revêtus depuis au moins quinze ans, j'ai cru pouvoir la rapporter à une maladie idiopathique de l'utérus, plus sensible toutefois par les phénomènes de la fonction, que par la considération de l'état de l'organe. L'évènement a prouvé que j'avais trop insisté sur l'usage du remède, pendant les règles, alors que je me croyais en sûreté, parce que j'évitais de l'appliquer sur les hanches : les menstrues se prolongèrent bien au delà de leur terme ordinaire, mais heureusement sans produire une évacuation de sang considérable. C'en fut assez pour faire abandonner un moyen qui, d'ailleurs, pouvait être efficace dans quelques circonstances données.

Enfin, la ventouse peut bien encore plus que d'autres remèdes, être opposée à ces cas qui ont inspiré au médecin latin cette pensée : *Melius anceps expiriri remedium quam nullum*, pourvu toutefois qu'on tienne rigoureusement compte des exceptions connues.

MÉMOIRE

CONCERNANT LES EFFETS

DE LA

PRESSION ATMOSPHÉRIQUE

SUR LE CORPS HUMAIN

ET

L'APPLICATION DE LA VENTOUSE

DANS DIFFÉRENS ORDRES DE MALADIES.

PREMIÈRE PARTIE.

DESTINÉ à exister un moment sur la terre, l'homme se trouve dans la dépendance immédiate des lois qui régissent tous les êtres. Privé de calorique, de lumière ou d'air, il ne pourrait se développer, ni subsister un seul instant; il est soumis à l'action de ces divers agens, et il doit la recevoir dans des proportions qu'il ne saurait changer impunément. Que l'on admette, pour un moment, des changemens très-marqués dans les propriétés physiques et chimiques de l'air, la vie cessera aussitôt : il suffit même des variations habituelles de ce fluide, dans un grand nombre de circonstances idiopathiques, pour déranger l'équilibre nécessaire entre toutes les parties de notre corps. Hippocrate pensait que la santé et les maladies avaient dans l'air, leur cause première. Cette vérité a reçu de nos jours une démonstration qui est portée jusqu'à la dernière évidence.

Nous avons fixé notre attention sur une seule des propriétés physiques de l'air, afin de mieux saisir ses rapports avec notre organisation, et d'en faire ressortir, s'il nous est possible, des considérations sur la physiologie et la médecine pratique.

Nous allons présenter nos réflexions relativement à l'action que le poids de l'air atmosphérique exerce sur le corps humain.

Hippocrate avait réellement une idée de cette qualité de l'air, ainsi qu'on en peut juger par ce passage de son Traité des gaz : Μετὰ τοῦτο τοίνυν, εὐθέως ῥητέον, ὅτι οὐκ ἀλλόθεν ποθὲν εἰκός ἰστι γίνεσθαι τὰς ἀῤῥωςίας μάλιςα ἡ ἐνθευθέν. ὅταν τϐτο ἢ πλέον, ἢ ἔλασσον, ἢ και αθροώτερον, και μεμιηςμένον νοσεροῖσι μιάσμασιν, ἐς το σῶμα ἐσέλθῃ : que Foesius a traduit ainsi : *Huic quoque orationi subjiciendum, morbos unquam vix aliunde quam aere oriri posse, cum is copiosior, aut parcior, aut plenior et morbidis inquinamentis infectus in corpus subierit.*

Il est évident que ce savant traducteur n'a pas rendu fidèlement l'expression αθροωτερον par le mot *plenior*. Dans son *OEconomia Hippocratis*, il traduit αθροον par *confertum*, *coacervatum*, *densum*, ce qui prouve qu'il a été induit en erreur par les fausses notions que l'on avait sur la physique au seizieme siecle.

Ainsi, pour rendre exactement le texte de l'auteur grec, il faut traduire par *densior* et non par *plenior* le mot αθροωτερον.

Après Hippocrate, Aristote compara le poids d'une vessie vide à celui d'une vessie gonflée par l'air.

Mais il était réservé aux modernes de dévoiler et d'expliquer le phénomène de la pesanteur atmosphérique.

Du sol au niveau de la mer, on estime que l'air s'élève jusqu'à une certaine hauteur présumée de dix-huit à vingt lieues.

Le poids total des couches de ce fluide soutient à Paris (dix-huit toises au-dessus du niveau de la mer), le mercure dans le baromètre, à la hauteur variable de 28 pouces (1).

Partant de cette base incontestable, la masse d'air que supporte un homme de taille ordinaire pèse 33,600 liv.

La hauteur de la colonne d'air varie suivant que l'homme est plus ou moins élevé au-dessus du niveau de la mer; au mont Blanc, au Chimboraço, le baromètre ne marque pas plus de 10 à 12 pouces.

Les différentes pressions influent sur l'état de l'homme. Personne n'ignore les effets qu'éprouvent les voyageurs que l'amour de la science porte à gravir les hautes montagnes jusqu'à leur cime; malaise général, vertiges, fatigue extrême au moindre mouvement, nausées, hémorragies, respiration pressée, haletante, pulsations de l'artère radiale accélérées et portées de 72 à 100, ou de 60 à 112, suivant les individus; penchans au sommeil, exaltation des facultés de l'intelligence.

Les voyageurs qui s'élèvent dans les régions de l'atmosphère, au moyen des aërostats, éprouvent aussi ces effets, mais avec moins d'intensité.

Toute imparfaite qu'est la physiologie, elle peut donner sur ces faits une explication, sinon complète, du moins satisfaisante.

La diminution du poids de la colonne d'air et l'élasticité de nos organes, expliquent dans ce cas, la turgescence du corps, la dilatation des vaisseaux, des fluides, et par conséquent les hémorragies.

Les poumons habitués à 18 ou 20 inspirations et expirations régulières dans l'espace d'une minute, obligés tout à coup, pour absorber une même quantité d'air, à des mouvemens multipliés, sont extraordinairement pressés dans leur exercice.

Le cœur se ressent immédiatement de la précipitation des actes du poumon; de là naissent les pulsations accélérées, les lipothymies.

Les deux mouvemens que le cœur et le poumon impriment au cerveau, étant aussi accélérés, on conçoit les changemens qui se passent dans cet organe, et par conséquent dans ses fonctions : c'est à ces altérations que l'on peut rapporter les vertiges, les étourdissemens, les syncopes, tous les désordres qui en sont la suite.

Les différences qui se remarquent chez les divers individus, dans l'intensité des symptômes, dépendent de l'idiosyncrasie.

Il est donc démontré que *la pression atmosphérique est une loi essentielle à l'entretien de la vie de l'homme.* Il est soumis à cette loi depuis le moment de la naissance jusqu'à la cessation du mouvement vital.

Tout en lui s'en ressent : le moral, le physique, le principe vital, les organes, les liquides et les fluides.

Comme tous les autres êtres placés sur la terre, le corps humain est dans la dépendance immédiate de deux forces; l'une, qui tend à rapprocher toutes les molécules de la matière, est exprimée par le nom d'attraction. Sous les pôles elle existe dans sa plus grande intensité.

L'autre, appelée force répulsive, et que l'on croit résider dans le principe du calorique, tend au contraire à écarter, les unes des autres, les molécules de la matière, et à vaporiser les parties fluides.

La pression atmosphérique est la cause

qui paraît tenir ces deux forces respectives dans une juste mesure, et la vie se maintient dans l'homme par l'accord parfait de ces trois puissances physiques : l'attraction, la force répulsive ou le calorique, et la pression atmosphérique.

Dans l'homme vivant et bien portant, l'équilibre entre le corps et la pesanteur de l'air est maintenu, 1°. par les gaz qui circulent avec les différens fluides, et par ceux qui existent dans les intestins : 2°. par la résistance qu'opposent à cette force les surfaces extérieures qu'elle presse en tous sens.

A moins qu'il ne respire un air beaucoup moins dense que celui dans lequel la nature et ses habitudes l'ont placé, l'homme bien constitué n'éprouvera que des altérations très-légères dans sa santé, de la part des variations qui auront lieu dans la pesanteur de ce fluide; mais en sera-t-il de même s'il est malade?

Que par suite de l'action d'une cause générale, comme l'impression d'un air froid sur un homme qui a très-chaud, et dont le corps est couvert de sueur, un organe important, tel que le poumon ou le cœur, devienne le siége d'un état de pléthore, de fluxion ou d'inflammation, l'affection dont cet organe est atteint rend la réaction contre le poids de l'air pénible de sa part et peut-être impossible. On ne peut douter que la maladie n'imprime des changemens aux facultés vitale et physiques, comme à l'état de l'organe : ainsi la sensibilité, l'élasticité, etc. sont autres dans le tissu enflammé que dans celui qui est sain : à ce changement dans les forces correspond un changement dans la circulation, dans les fluides, et par conséquent dans la fonction départie à l'organe. Or, il paraît impossible que l'augmentation ou la diminution du poids de l'air n'aient pas une action plus ou moins fâcheuse sur un organe ainsi affecté.

Il est des faits qui nous semblent propres à appuyer cette assertion.

M. Duhamel remarque, « qu'au mois de « décembre 1747, les morts subites furent « fréquentes à Pluviers en Gâtinois, et il « observe que, dans ce même mois, en moins « de deux jours, le baromètre baissa d'un « pouce quatre lignes ; c'est-à-dire, que de « vingt-huit pouces il descendit à vingt-six « pouces huit lignes, ce qui était certaine-

« ment capable de produire de grands effets « dans les corps vivans, puisque la variation « d'un pouce de mercure dans le baromètre « fait une différence d'environ mille livres « dans la pesanteur de l'air. » (Extrait du tome Ier. *Encyclopéd. méthod.* Le R. P. Cotte.)

« A la cime des Vosges, les plaies et les « ulcères saignent facilement, et la forma- « tion du caillot dans les hémorragies est dif- « ficile à se faire; les ophtalmies y sont re- « belles, les esquinancies catarrhales, très- « communes et longues à guérir; les hernies « faciles à s'étrangler, et les métastases fré- « quentes; enfin les femmes grosses y éprou- « vent des étouffemens, et sont sujettes aux « pertes et aux fausses couches. Souvent nous « nous sommes vus obligés de faire descen- « dre les malades au bas des montagnes, « chez leurs parens ou amis, afin de leur « faire respirer un air moins tenu, ce qui « leur a été profitable. » (Saucerotte, *Mélanges de chirurgie.*)

M. Dolomieu, ayant une santé faible et surtout la poitrine délicate, lorsqu'il s'éleva, en marchant, jusqu'au pic du midi (1500 t.), éprouva bientôt une grande faiblesse, une oppression considérable et un crachement de sang qui le mirent dans un véritable danger, jusqu'à ce qu'on l'eût descendu; (je dois cette observation intéressante à M. le baron de Puymaurin, qui accompagnait M. Dolomieu dans son voyage.) Cependant des voyageurs mieux constitués, tels que MM. de Humbolt, de Saussure, et d'autres, purent arriver à une plus grande hauteur atmosphérique, sans ressentir des incommodités aussi pénibles. Ces différences ne tiennent-elles pas à l'état des organes qui rend l'homme plus ou moins apte à supporter la pression atmosphérique?

Ces effets se rapportent à la rareté de l'air; il en est d'autres qui dépendent de l'augmentation de sa densité.

En 1768 et en 1770 (dit M. le professeur Tourtelle), « le mercure se soutint long-« temps à une grande hauteur, et il régna des « pneumonies épidémiques et meurtrières, « dont les crises se faisaient difficilement, et « plutôt par les selles et par les sueurs que « par les crachats. » (*Traité d'hygiène.*)

J'ai souvent remarqué que les personnes atteintes d'affections chroniques souffrent davantage lorsque la densité de l'air augmente. Plusieurs en ont elles-mêmes fait l'observation (2).

D'après ces faits qui sont incontestables et que l'on pourrait confirmer par de nouvelles observations, ne peut-on pas établir la proposition suivante ?

La pression atmosphérique, l'une des conditions de la vie et de la santé, a une action coëfficiente dans les maladies.

De ce que la pesanteur de l'air et ses variations ont une action spéciale sur les organes affectés, il s'ensuit qu'il conviendrait, dans certaines maladies, de diminuer ou d'augmenter la pression atmosphérique, c'est-à-dire, de mettre les malades en rapport avec un air plus ou moins dense; on peut, jusqu'à un certain point, remplir ces indications, en transportant le malade de la plaine sur les montagnes et réciproquement. C'est ce que M. le docteur Saucerotte a fait avec succès (*Voyez* ce passage déjà cité). Peut-être parviendrait-on à construire des chambres de telle manière que l'on pût, à l'aide de la pompe pneumatique, y introduire à volonté, un air plus ou moins dense, suivant l'exigeance du cas; mais il est des expériences à faire et des règles à établir à ce sujet.

SECONDE PARTIE.

Du vide opéré sur le corps humain, et de ses effets dans plusieurs ordres de maladies.

En attendant les progrès de la science sous ce rapport, nous devons porter une attention sérieuse sur un moyen par lequel on a, depuis un temps immémorial, modifié les effets de la pesanteur atmosphérique. Il consiste à soustraire une partie du corps au poids du fluide ambiant : telle est l'action de la ventouse.

Les anciens appliquaient ce remède dans un grand nombre de maladies. Recommandé par Hippocrate et par Celse, il est devenu familier aux Anglais, aux Allemands, aux Russes, et il n'a peut être pas en France la faveur que lui méritent les bons effets dont son usage semble donner l'espérance.

Du temps de Celse, il y avait deux sortes de ventouses : elles étaient faites de cuivre ou de corne. Celles de cuivre étaient ouvertes par un bout et fermées par l'autre ; la ventouse de corne, ouverte par sa base, avait un petit trou à son sommet. Au besoin l'on se servait d'une petite tasse ou de tout autre vase dont l'ouverture était étroite.

Ils mettaient dans la ventouse de cuivre un tissu enflammé, et ils appliquaient son ouverture sur une partie du corps, jusqu'à ce qu'elle s'y fût attachée.

Pour se servir de la ventouse de corne, ils adaptaient sa base à la peau, ils aspiraient l'air par la bouche; et lorsqu'elle était adhérente, ils fermaient l'orifice supérieur avec un morceau de cire qu'ils tenaient sous la langue.

Ces deux formes étaient encore en usage en Egypte du temps de Prosper Alpin.

Les ventouses qui se trouvent à Paris, sont faites sur le modèle de celles de cuivre dont je viens de parler; elles ont, à leur base, depuis huit à dix lignes, jusqu'à un pouce ou deux de diamètre.

On doit à M. le professeur Hallé, l'idée d'introduire dans la ventouse une petite quantité d'alkool, dont la combustion très-rapide favorise l'application de l'instrument.

Ces formes m'ont paru insuffisantes, n'étant pas susceptibles de s'accommoder aux différentes surfaces du corps.

D'un autre côté, lorsqu'on se sert du feu pour faire le vide, il en résulte plusieurs inconvéniens, entre autres celui d'effrayer les malades qui prennent une fausse idée du remède, et craignent, non sans raison, d'être brûlés.

J'ai fait fabriquer des cloches à tubulure étroite, à leur sommet, et à bases de différens diamètres : plusieurs de ces cloches sont rondes et de différente grandeur ; quelques-unes sont ovales ; à la tubulure est fixée une virole à laquelle s'adapte l'instrument connu sous le nom de pompe à sein (*a*).

Au moyen de cette pompe et des cloches, il est extrêmement facile de faire le vide au degré convenable, et sur telle partie du

---

(*a*) Je me suis adressé, pour les cloches ou ventouses, à M. Acloque, fabricant de cristaux, rue de la Barillerie, dont le zèle ne m'a rien laissé à désirer. On en trouve chez lui un assortiment, depuis le diamètre de cinq à six pouces, jusqu'à celui de trois à quatre lignes. Les pompes se trouvent chez Dumotiez-Pixii, ingénieur en instrumens de physique, rue du Jardinet, au coin de la rue Mignon, derrière l'Ecole de médecine.

corps que l'on désire. Souvent on ne peut détacher la ventouse qui a été appliquée à l'aide du feu, sans causer de la douleur par la pression que l'on est alors obligé d'exercer près d'elle. Si l'on fait usage des instrumens que je propose, on évite cet inconvénient, parce qu'il suffit, pour faire rentrer l'air, d'ôter un bouchon de cuivre qui ferme une ouverture pratiquée entre la soupape et l'extrémité du corps de la pompe.

Au reste, je suis loin de penser qu'on doive rejeter la ventouse des anciens. La méthode que je propose me paraît toutefois être plus en harmonie avec l'état actuel de la science.

Phénomènes auxquels donne lieu le vide partiel opéré sur le corps de l'homme.

Lorsque, par l'application de la ventouse, une portion de la peau cesse d'être soumise à la pression de l'atmosphère, voici ce qu'on observe.

1°. La peau se dilate, s'élève et présente une convexité plus ou moins prononcée.

2°. De blanche qu'elle est naturellement, elle devient rouge d'abord, puis violette, ce qu'on ne peut attribuer qu'à l'accumulation du sang.

3°. Au bout de quelques minutes la cloche est échauffée. Quand on l'a enlevée, la partie de la peau sur laquelle le vide a été fait, présente un développement de calorique plus ou moins marqué.

4°. Très-peu de temps après qu'on a appliqué la ventouse, on voit, en hiver surtout, des vapeurs se condenser sur sa paroi interne.

5°. Si l'on a scarifié la peau avant de faire le vide, il y a évacuation de sang artériel, de sang veineux, d'un fluide séreux ou lymphatique, enfin de gaz que l'on voit se dégager des fluides.

6°. La peau reste colorée, et un peu sensible pendant plusieurs jours.

CONSÉQUENCES DE CES PHÉNOMÈNES.

La dilatation des vaisseaux de la peau, des parties souscutanées et adjacentes doit produire une contraction dans les parties profondes. Cette contraction sera d'autant plus marquée, que la dilatation des parties extérieures et l'évacuation seront plus prononcées.

La partie sur laquelle on a fait le vide change d'état, par la soustraction du poids de l'atmosphère et par la compression circulaire que les bords de la cloche exercent sur elle. C'est ce que prouve la dilatation extrême du derme et des tissus subjacens. Cette partie de la peau est le dernier terme d'une action communiquée par la pression atmosphérique à toute la surface du corps. Cette action semble donner aux fluides une direction convergente qui s'étend des différens points, soit de la phériphérie, soit des parties internes, et principalement de celles qui avoisinent la ventouse, vers le lieu soumis au vide.

La guérison de différentes maladies et principalement des pléthores, des fluxions, des hémorragies et des inflammations, guérison que souvent j'ai vu se manifester au moment même où le vide avait été fait, paraît justifier cette théorie.

PREMIÈRE OBSERVATION.

M. B..... officier de la garde royale, âgé de vingt-cinq ans, est dune taille haute et d'un tempérament bilioso-nerveux. Aprés avoir passé plusieurs nuits au bal, il éprouva une céphalalgie qui, augmentant par degrés, lui fit perdre complétement le sommeil, l'appétit, et l'affaiblit dans l'espace d'une quinzaine de jours, au point qu'il avait de la peine à se tenir debout.

Appelé le 10 février 1817, vers le quinzième jour de ses souffrances, voici ce que j'observai :

L'embonpoint avait disparu, la face présentait de l'anxiété; la coloration assez vive des joues tranchait sur la couleur jaune terne des tempes, du front et des autres parties du visage; les yeux étaient caves et animés; le malade se plaignait d'une douleur générale et continuelle de la tête avec une chaleur insupportable; les battemens de l'artère temporale avaient de la dureté et de la plénitude; ceux de l'artère radiale étaient au contraire faibles et lents : tous ces symptêmes devenaient encore plus intenses pendant la nuit; il y avait de plus vertiges, hallacinations, insomnie complète, anorexie, douleur légère à l'épigastre, et le malade était dans un état d'irascibilité très-prononcé.

Depuis huit jours la diète la plus sévère

avait été observée; la veille il y avait eu des déjections alvines assez copieuses par l'emploi d'un émétique. Le 10 février, aux symptômes ci-dessus indiqués se joignaient de petits frissons, suivis de chaleur et d'une petite sueur.

M'attachant à fixer les causes de ce groupe de symptômes, je crus reconnaître que la maladie dépendait de la fatigue et des veilles qui avaient déterminé une congestion sanguine vers la tête. Cette conjecture devint une certitude lorsque j'eus comparé le pouls de la temporale avec celui de la radiale. Les viscères du ventre, quoique souples, étaient le siége de cette espèce de sensation pénible qui tient à l'inanition.

D'après l'idée que je m'étais formée de la maladie, je cherchai à remplir les deux indications suivantes :

1°. Détourner la pléthore fixée à la tête;

2°. Suppléer au défaut de nutrition.

En conséquence, je fis appliquer une ventouse scarifiée sur les parties latérales du cou et derrière les oreilles; il ne s'écoula pas une demi-once de sang.

En moins d'un quart d'heure le mal de tête se dissipa entièrement. Pour en prévenir le retour, j'ordonnai l'application de la glace sur le front et les tempes ; un bouillon coupé apaisa la légère douleur de l'estomac.

Le 11 février 1818, la nuit fut calme sans sommeil; je prescrivis de légers alimens.

Le 12 le calme continua pendant le jour, et fut suivi d'un sommeil paisible.

Un instant suffit pour dissiper la maladie, et il fallut peu de jours pour rétablir les forces.

DEUXIÈME OBSERVATION.

M. Challumeau de Verneuil, âgé de vingt-quatre ans, d'un tempérament bilioso-sanguin, doué d'une bonne constitution et d'une imagination vive, marié et père de famille, est sujet à des saignemens de nez et à une éruption de boutons qui se manifestent sur la poitrine, sans présenter aucun caractère déterminé. Il portait une espèce de *furoncle* à la partie moyenne de la branche droite de la mâchoire; du reste il se portait très-bien, lorsque le 13 août, il éprouva les symptômes suivans :

Douleur de tête générale, plus prononcée à l'occiput, pesanteur très grande de cette partie, difficulté extrême à ouvrir les yeux, somnolence invincible, rougeur de la face très-marquée, agitation de tout le corps, accompagnée d'accablement, sentiment de faiblesse, peau brûlante et sèche, pouls fréquent, inégal, battemens du cœur très-sensibles au toucher, impossibilité de se tenir sur son séant, rêves sombres, délire léger et fugace, soubresaut des tendons, langue sèche, âpre au toucher, bouche amère.

Deux médecins auxquels l'urgence du mal ne me permit pas de me joindre, jugèrent, comme moi, que les symptômes dépendaient d'une congestion sanguine à la tête, fixée spécialement à l'occiput, et accompagnée d'une irritation du cerveau ou des membranes. On ordonna l'application de dix sangsues autour du col. Le malade n'étant point soulagé, quoiqu'il eût perdu plusieurs onces de sang, je proposai l'application de la ventouse scarifiée à la nuque. Ce moyen produisit une très-petite évacuation de sang, et diminua aussitôt la douleur occipitale. Dès ce moment il put ouvrir les yeux, et éprouva une légère rémission des autres symptômes. De sèche qu'elle était, la langue devint humide.... (Limonade cuite, lavemens émolliens).

Le 14, deuxième jour, la nuit a été agitée; les principaux symptômes subsistent encore, mais avec moins d'intensité. La langue est sèche; réapplication de la ventouse à la nuque..... La langue redevient humide; mieux général sensible; prescription d'un demi bain dont le malade se trouve très-bien.

Le 15, nuit beaucoup meilleure que les précédentes; disparition de tous les symptômes, sueur générale, un nouveau bain.

Le 16, le furoncle s'étant affaissé, on le fait piquer par une sangsue. Le 17, légère purgation. Convalescence.

TROISIÈME OBSERVATION.

Madame la comtesse de B......, âgée d'environ soixante-dix ans, très-vive, et douée de tous les autres attributs du tempérament sanguin, est depuis long-temps atteinte d'une ascite.

Vers le milieu de juillet 1818, cette dame éprouva les symptômes suivans :

Somnolence, tête pesante, céphalalgie générale, plus prononcée à droite, battemens très-sensibles des artères temporales, chaleur brûlante de toute la tête, et particulièrement du front; rougeur vive de la face, pouls lent, plein, fort et dur; apoplexie imminente.

J'ordonne l'application de deux sangsues derrière chaque oreille; après la chute des insectes le sang ne coule pas, et les symptômes conservent leur intensité. Je fais poser la ventouse sur les piqûres; il sort environ une once de sang, aussitôt la malade se trouve soulagée et rendue à son état de santé ordinaire.

QUATRIEME OBSERVATION.

N. . . . Anglais, âgé de trente-six ans, domestique de lord Calthorpe, d'un tempérament sanguin et d'une bonne constitution, avait eu pendant onze jours du mal à la tête, de la fièvre, et les symptômes d'un embarras gastrique et intestinal. Traité par des médecins de sa nation, il avait été évacué par les voies supérieures et inférieures.

Comme on le croyait en convalescence le 1er février 1819, le mal de tête qui ne l'avait point quitté depuis le commencement de son indisposition, prit dans la matinée un caractère de violence insupportable; il le comparait alors à des coups de hache qu'il aurait reçus sur la tête. Cette douleur était accompagnée d'une fièvre très forte ; elle ne céda point aux remèdes administrés, dont la saignée ne fit point partie. Je fus appelé conjointement avec M. le docteur Cadot, le 4 février, quinzième jour de la maladie, et le quatrième à dater des accidens les plus graves. Voici ce que le malade présenta à notre observation :

Tête volumineuse, front large, découvert, cheveux châtains, clairs, peu fournis ; visage médiocrement coloré ; les deux yeux paralysés et affectés de mydriase, l'œil droit ouvert, le gauche fermé ; lèvres et langue sèches et un peu rouges, léger délire, carphologie, idées incohérentes, surdité, paralysie de la vessie depuis vingt-quatre heures ; respiration libre et presque naturelle, soubresaut des tendons, pouls présentant environ quatre-vingt-dix pulsations faibles, fréquentes et irrégulières par minute, loquacité, le ventre souple dans toutes ses parties, excepté à l'hypogastre.

A ces symptômes M. le docteur Cadot et moi nous crûmes reconnaître une inflammation du cerveau qui s'était promptement terminée par un épanchement de sérosités.

Quoiqu'appelés trop tard pour nous promettre du succès des vues thérapeuthiques que pouvait nous inspirer la connaissance de la maladie, nous nous décidâmes cependant pour l'application de ventouses scarifiées derrière l'apophyse mastoïde, et d'un vésicatoire ammoniacal au sinciput. Aussitôt après l'application de la ventouse le malade répondit juste à quelques questions ; sur la demande qu'on lui en fit, il présenta la langue; mais ce changement ne fut qu'instantané.

5 février, même état que la veille, le ventre très-ballonné; le malade paraît sensible à la pression exercée sur cette région ; il n'avait pas uriné depuis quarante-huit heures, et portait machinalement les mains aux parties de la génération.

A neuf heures du soir tout à coup le pouls et la respiration devinrent insensibles, et le malade s'éteignit paisiblement.

OUVERTURE DU CORPS.

La dure-mère présentait plusieurs adhérences légères avec la voûte du crâne; il y avait même quelques points de suppuration dans le tissu de cette membrane. Les vaisseaux qui rampent à la surface du cerveau paraissaient gorgés de sang. Le lobe droit avait plus de volume que le gauche. La dure-mère ayant été enlevée, l'arachnoïde et la pie-mère furent trouvées très-rouges. Les deux substances du cerveau étaient assez fermes ; en les divisant par tranches, on y reconnaissait facilement une multitude de petits points rouges.

Nous trouvâmes dans le ventricule latéral droit environ trois onces d'un liquide séreux non lactescent ; il y en avait probablement un peu moins dans le lobe gauche.

Suffisamment instruits sur les causes de la mort, nous abandonnâmes le lobe gauche et les autres parties du cerveau à M. le médecin anglais, qui avait témoigné le désir de concourir à l'examen du corps ; mais nous avons appris depuis qu'une indisposition l'en avait empêché.

CINQUIÈME OBSERVATION.

M. le baron de B. . . . . âgé de quarante-deux ans, major d'un régiment suisse de la garde royale, est d'un tempérament éminemment sanguin.

Après avoir passé une grande partie de sa vie au milieu des fatigues continuelles de la guerre, il se livra pendant long-temps, et avec opiniâtreté, au travail du cabinet.

Au commencement de 1818 il éprouva une attaque d'apoplexie assez forte pour le réduire à l'état suivant dans lequel il était encore un an après.

Face habituellement colorée, mais seulement au degré naturel au malade; tête pesante, engourdie, pupille très-resserrée, vue faible et se fatigant aisément, conception lente, perte de la mémoire des mots, sensibilité morale très-vive; les plus légères contrariétés font verser des larmes au malade.

Resserrement des mâchoires, difficulté à parler, légère distorsion de la bouche; picotemens, engourdissemens des muscles du cou; mouvemens du tronc et des bras, embarrassés, faibles et réguliers.

Mouvemens des extrémités abdominales difficiles et irréguliers; claudication.

Rien de remarquable dans la respiration, la circulation et la digestion.

Cet état est modifié d'une manière notable par toutes les variations atmosphériques.

M. de B. . . . . avait confié sa santé à M. le professeur Hallé, qui me fit l'honneur de m'appeler en consultation, ainsi que M. le docteur Pavet.

Les symptômes que présentait le malade nous semblèrent ne pouvoir dépendre que d'une lésion au cerveau, probablement causée par une quantité inappréciable de sérosités épanchées à la suite de l'apoplexie. D'après ce jugement, il fut convenu, 1°. que l'on appliquerait des ventouses scarifiées derrière le cou et sur toute l'étendue de la colonne vertébrale, pour dissiper la pléthore sanguine qui était très-marquée chez le malade; 2°. que l'on conseillerait un voyage aux eaux de Bourbonne, dont beaucoup d'exemples prouvent l'efficacité dans ces sortes de maladies; 3°. qu'au défaut de succès, de la part de ces moyens, on proposerait au malade la cautérisation sincipitale.

Au mois de mars dernier on mit une ventouse scarifiée derrière le cou, ce qui donna issue à trois ou quatre onces de sang. Le malade se crut guéri, tant l'état des systèmes nerveux et musculaire lui semblait amélioré.

Le lendemain il se retrouva dans son état habituel, si ce n'est qu'il paraissait avoir un peu moins de difficulté à parler.

Les ventouses scarifiées lui furent encore appliquées deux fois, mais sans aucun amendement bien décidé.

M. de . . . . est parti pour les eaux de Bourbonne.

SIXIÈME OBSERVATION.

Madame la marquise d'AR . . . âgée de cinquante-quatre ans, d'un tempérament nerveux et sanguin, éprouvait depuis cinq à six ans de très-fréquentes attaques d'apoplexie. Presque tous les jours elle avait des mouvemens spasmodiques dans les membres, et perdait connaissance; dans d'autres momens ses idées étaient incohérentes.

Le 5 mars 1819 elle avait déjeuné avec appétit; une heure après, mouvemens convulsifs et syncope : cet état s'étant prolongé au delà de trois à quatre heures, et étant accompagné de symptômes qui n'étaient pas ordinaires, on m'appela vers les cinq heures du soir, la malade en ayant passé sept dans le lit sans connaissance.

Le visage était pâle et couvert d'une sueur froide, les yeux fermés, les pupilles très-resserrées et insensibles à la lumière ; la bouche était à moitié entr'ouverte et laissait échapper une petite quantité de salive écumeuse au gré d'une respiration stertoreuse, haute, et entrecoupée de rares soupirs.

Les artères temporales et occipitales battaient avec une grande force ; le pouls de la radiale était fréquent, plein, très-dur et inégal.

Ventouses scarifiées à la nuque et derrière l'apophyse mastoïde ; évacuation de six onces de sang.

Au bout d'environ un quart d'heure la malade exécuta quelques mouvemens, et parut sensible à la lumière ; une demi-heure après, la déglutition s'étant rétablie, je fis administrer un émétique qui procura l'évacuation d'une grande quantité d'alimens et de mucosités.

A dix heures du soir l'attaque du matin semblait être complétement résolue. Dès le lendemain je me proposai de mettre en usage les moyens propres à dissiper, s'il était encore possible, une disposition apoplectique aussi invétérée. Je vis bientôt que je devais renoncer entièrement à cet espoir. Naturellement douce et spirituelle, la malade avait perdu, par suite de cette affection prolongée du cerveau, toute espèce d'empire sur sa volonté; les idées se succédaient presque constamment sans aucun ordre; je ne pus même la déterminer à abandonner l'usage des boissons spiritueuses et stimulantes qui, bien que prises en petite quantité, devenaient des excitans trop énergiques d'un organe ainsi affaibli. Je lui représentai que son cerveau était embarrassé par une congestion sanguine; elle m'objecta très-sérieusement qu'elle n'avait pas de sang, et même prit occasion de mon opinion pour me reprocher, mais d'une manière aimable, de lui en avoir fait perdre. Je voulus appeler en consultation quelques-uns des médecins les plus distingués de Paris, mais elle s'y opposa formellement, et je me trouvai réduit à une expectation désespérante lorsque je reconnaissais l'urgence d'une médecine prompte et active. Vainement tentai-je de retarder la marche de la maladie en établissant des vésicatoires sur des parties voisines et éloignées de son siége principal. Les accidens se répétèrent avec la même fréquence qu'auparavant ; et enfin le 13 mars il survint une attaque en tout semblable à celle que j'ai décrite, mais qui résista aux évacuations sanguines, à l'émétique et à tous les excitans extérieurs.

Nous avions un vif désir de reconnaître, par l'examen du corps, les effets d'une affection qui s'était beaucoup prolongée chez cette malade, et qui devient, dans la plupart des cas, promptement rebelle à tous les secours, par la violence et la rapidité de sa marche ; mais le sentiment de respect que les parens conservent pour les restes des personnes qui leur sont chères, était trop puissant chez le frère de la marquise d'Ar. . . . . pour qu'il pût nous accorder une demande que nous lui faisions dans l'intérêt de l'art, et peut-être dans celui du fils de cette dame.

SEPTIÈME OBSERVATION.

Gallien, âgé de cinq ans, d'une forte constitution, étant sur le pallier d'un escalier d'environ vingt marches, à la rampe duquel il manquait un barreau, se laissa tomber dans une cour dallée. La partie postérieure de la tête et du tronc frappèrent à peu près en même temps sur le sol.

On me l'amena peu de temps après l'accident. Cet enfant se plaignait de douleurs dans tout le corps, particulièrement au dos et à la tête. Il ne pouvait marcher qu'en décrivant un cercle malgré lui. Application de ventouses scarifiées à la nuque et dans le dos, avec soulagement du malade. Cependant il a encore un peu de peine à marcher en ligne droite.

6 juillet, le visage de l'enfant n'a pas son éclat ordinaire; il y a somnolence, pesanteur de tête, anorexie, le pouls est fréquent et un peu inégal; le côté droit du corps est toujours dans un état de semi-paralysie. Réapplication de ventouses scarifiées sur les différentes régions de l'épine. Le malade se trouve tellement soulagé, que la tête et les muscles redeviennent libres; il a de l'appétit.

Quelques jours après il était triste, il éprouvait de nouveau de la somnolence; la crainte de voir les symptômes primitifs se renouveler me détermina à faire mettre quelques sangsues derrière le cou. Ce moyen rendit à l'enfant sa santé antérieure, qui ne s'est plus altérée depuis.

HUITIÈME OBSERVATION.

Victoire, âgée de vingt ans, d'une petite taille, mais forte, se laissa tomber dans un escalier en forme d'échelle, où elle descendait les mains embarrassées; pour éviter la chute, elle engagea son bras droit dans un des échelons, et l'effort qu'elle exerça fut assez violent pour déterminer une forte contusion avec déchirure de l'épiderme à la partie interne et supérieure de ce membre. Cet effort ne l'empêcha pas de heurter la tête, à la partie antérieure, contre un mur voisin, puis à la partie postérieure contre le plancher sur lequel Victoire resta évanouie. On la releva sans connaissance, ayant des contusions au front et à l'occiput, et rendant du sang par la bouche ainsi que par les narines. Au bout de quelques minutes elle revint à elle, se plaignant d'une douleur vive dans l'intérieur de la tête; la face était gonflée et rouge; la malade éprouvait de l'assoupissement; le pouls était fréquent et plein. Application de ventouses scarifiées derrière le cou et les oreilles; rémission subite de la fièvre et des douleurs intérieures. Les parties qui avaient été contuses restèrent encore sensibles pendant deux ou trois jours, et la santé fut ensuite parfaitement rétablie.

NEUVIÈME OBSERVATION.

Charles, né de parens sains, d'une bonne constitution et d'une santé forte, éprouva à l'âge de onze mois, lors du travail de la dentition, les symptômes suivans :

Gonflement, rougeur et chaleur extrêmes des gencives et des joues, tête brûlante, insomnie complète, perte d'appétit, fièvre.

Ces symptômes acquièrent de plus en plus de l'intensité, il se manifeste de l'assoupissement, des réveils en sursaut, des soubresauts dans les tendons.

Je fais appliquer une ventouse scarifiée à la nuque, il s'écoule près d'une demi-once de sang; le calme et l'ordre se rétablissent aussitôt dans toutes les fonctions.

Six mois plus tard l'accroissement des canines fait reparaître les mêmes symptômes; les mêmes moyens les dissipent encore.

Charles, âgé aujourd'hui de quarante mois, jouit de la meilleure santé.

DIXIÈME OBSERVATION.

Aline, née avec deux cataractes, d'une taille svelte et d'un caractère très-vif, éprouva, à l'âge de quinze mois, à l'occasion de la dentition, les symptômes suivans :

Face très-rouge, tête brûlante, mouvemens convulsifs dans les yeux, soubresauts dans les tendons, pouls faible.

J'ordonne des pediluves irritans, des boissons délayantes, et l'application d'une ventouse scarifiée à la nuque. L'enfant est soulagé sur-le-champ; la sortie des dents se fait avec calme, et sans occasionner le moindre dérangement dans la santé.

ONZIÈME OBSERVATION.

Prudence, âgée de vingt-cinq ans, d'un tempérament sanguin, travaille assidûment à la couture, au repassage, et veille assez tard.

Au mois de juin 1817, ses règles ne parurent pas dans la quantité ordinaire, et peu de jours après elle éprouva les symptômes suivans :

Céphalalgie générale, plus prononcée au-dessus des orbites, sensibilité très-vive des yeux à l'impression de la lumière, pesanteur de tête, hallucinations, insomnie, réveils en sursauts, dilatation très-grande de la pupille, accablement général, pouls lent, ni fort, ni faible.

Il nous parut évident que le sang, n'ayant pas eu un cours complet par les voies utérines, avait engorgé les vaisseaux de la tête, attiré, vers cette partie, par la fatigue habituelle des yeux et par les veilles.

Les symptômes diminuèrent sensiblement après l'application de la ventouse scarifiée à la partie postérieure du cou. Ce remède fut réitéré deux fois dans l'espace de quelques jours; j'aidai son action d'une diète sévère, et d'une tisanne de feuilles d'oranger et de fleurs de tilleul. La malade fut guérie en moins d'une huitaine; mais comme il lui est impossible de changer son genre de vie, la même cause tend à reproduire les mêmes effets. De temps en temps elle éprouve de la céphalalgie et de la faiblesse dans la vision; des ventouses scarifiées autour du cou, s'opposent au retour complet de la maladie.

DOUZIÈME OBSERVATION.

M. André Michel, âgé de dix-sept ans, est d'une bonne constitution et d'un tempérament éminemment sanguin; par la blancheur de sa peau et la coloration de son visage, il offre tout l'éclat de la jeunesse.

Très-sujet à des pesanteurs et à des maux de tête, surtout quand il s'adonne à l'étude, il en est habituellement soulagé par des saignemens de nez.

Au mois de décembre dernier, la saison s'opposant peut-être à la dilatation ordinaire des vaisseaux capillaires de la membrane muqueuse du nez, il fut pris d'un mal de tête continu, assez violent et compliqué de bourdonnemens dans les oreilles, avec une dureté remarquable de l'ouïe.

Les efforts de la nature ne calmèrent pas cette douleur qui résista même aux boissons rafraîchissantes, à un régime doux et à des pédiluves irritans.

Quelques jours s'étant écoulés ainsi, l'état du malade empira sensiblement. Je fis appliquer des ventouses scarifiées derrière le cou et les oreilles. Les symptômes diminuèrent; on réappliqua le même remède jusqu'à trois fois dans l'espace de huit jours, et, par ce secours, M. André Michel, recouvra une parfaite santé.

TREIZIÈME OBSERVATION.

Extrait de la deuxième édition de mon Mémoire sur l'emploi du feu en médecine.

Madame la comtesse du Campe de Rosamel, affectée de goute sereine, supporta la cautérisation sincipitale le 29 septembre 1818.

4 octobre, sixième jour, après des courses fatigantes, par un temps froid et humide, ayant d'ailleurs éprouvé une violente inquiétude au sujet de son enfant, Madame de Rosamel présente les symptômes d'un érysipèle, au côté droit de la face. Cette éruption est accompagnée d'un fort accès de fièvre avec délire et céphalalgie.

Consultation avec M. le docteur Bourdois de la Motte. On convient d'ordonner un éméto-cathartique et des ventouses scarifiées derriere les oreilles; la fièvre diminue et l'érysipèle se dissipe dans l'espace de cinq jours, pendant lesquels la vue s'était parfaitement rétablie (3).

QUATORZIÈME OBSERVATION,

Extraite de la deuxième édition de mon Mémoire sur l'emploi du feu.

M. Léon le Charron, offrait les symptômes d'une affection chronique du cerveau, accompagnée de mydriase et d'une goutte-sereine incomplète. Il avait supporté la cautérisation sincipitale le 26 novembre 1818. Le lendemain, 27 novembre, il présenta les symptômes suivans : céphalalgie aigue, tête lourde et brûlante, syncopes fréquentes : vomissemens de matières liquides, fièvre marquée par la fréquence et la dureté du pouls, somnolence, soubresauts des tendons; le malade est agité, il a de la peine à s'exprimer; soif ardente, peau sèche.

Ventouses scarifiées derrière les oreilles, évacuation d'une once de sang. Rémission sensible des symptômes; limonade, diète sévère.

28, troisième jour; les symptômes de la veille subsistent encore, mais avec peu d'intensité, il n'y a plus de vomissemens ni de syncopes; compresses d'oxycrat sur le front, demi-bain.

29, quatrième jour; la nuit a été mauvaise, fièvre intense, langue sèche, d'un rouge vif, soif; chaleur brûlante, très sensible au toucher sur tout le corps, et particulièrement à la tête; somnolence, insomnie, accablement général.

Application de ventouses scarifiées derrière l'apophyse mastoïde, sur cette partie de la suture lambdoide, où les os ne sont que juxta posés, et permettent le passage de petits vaisseaux; évacuation d'une once et demie de sang.

Rémission subite de tous les symptômes, langue humide; le malade se met sur son séant et nous fait part du soulagement qu'il éprouve; demi-bain.

30, cinquième jour; la nuit a été calme, appétit.

QUINZIÈME OBSERVATION.

Mademoiselle Bonneau, âgée de dix ans, est d'un tempérament lymphatique et nerveux.

A huit mois, toux, vomissemens continuels, fièvre continue, rétention d'urine. Les médecins regardant la maladie comme incurable, la mère se décide à changer de pays. La première dent parut, et la santé se rétablit.

La sortie de chaque dent se fait remarquer par une maladie analogue à la première.

L'enfant resta faible et languissante. A sept ans coqueluche très-forte.

A neuf ans. Les maux de tête et les vomissemens jusqu'alors fréquens, devinrent continus. A cette époque, la malade fait une chute sur la partie postérieure de la tête. Dès ce moment, la vue, qui avait été parfaitement bonne jusque là, commence à s'affaiblir. Dans l'espace de peu de jours, les yeux, qui étaient naturellement petits, parurent être devenus d'abord grands, beaux et brillans, puis saillans et hagards : ils semblaient faire effort pour sortir de l'orbite. En peu de temps la vue se trouva bornée à la perception générale de la lumière. La céphalalgie et les vomissemens n'avaient pas cessé depuis six semaines. Aussitôt que la vue fut détruite, les vomissemens n'eurent plus lieu que le matin.

Madame Bonneau vint à Paris, pour mettre sa fille entre les mains des plus célèbres médecins de cette ville, et elle donna sa confiance à M. Jadelot, qui, depuis long-temps, s'est acquis une réputation très-honorable, par ses succès dans le traitement des maladies de l'enfance. Ce médecin employa avec quelque avantage les mercuriaux et l'électricité galvanique. La vue parut quelquefois s'améliorer, mais d'une manière très-peu durable. Il resta démontré à M. le docteur Jadelot, que la cécité dépendait d'une maladie du cerveau dont l'origine remontait à la première enfance. M. le baron Percy, ayant été consulté, partagea l'avis de M. Jadelot, et ces deux praticiens proposèrent à la mère la cautérisation sincipitale comme l'unique moyen : 1° de sauver son enfant, 2° de remédier à la cécité, s'il en était encore temps.

Mars 1819. Madame Bonneau, m'amène son enfant de la part de MM. Percy et Jadelot.

Description de la tête de l'enfant.

Cette partie n'a que le volume ordinaire, les éminences pariétales et temporales sont très-prononcées; le cuir chevelu, épais et lâche, ses parties latérales presque entièrement dépourvues de cheveux, la région occipitale complétement épilée par suite d'un vésicatoire qui y avait été entretenu long-temps. Les yeux sont grands et saillans relativement aux dimensions de l'orbite; ils sont durs au toucher et nullement douloureux. La cornée transparente et la pupille sont d'un noir foncé, la cornée un peu moins que la pupille; celle-ci est habituellement très-dilatée. Dans cet état, la malade ne perçoit que la clarté du jour. Quand le mal de tête, qui subsiste presque depuis la naissance, n'a lieu qu'à un degré très-faible, Mademoiselle Bonneau aperçoit avec bien de la peine des corps assez volumineux, mais dont elle peut reconnaître la présence sans pouvoir déterminer aucune de leurs qualités.

Je dus rapporter la goutte-sereine, la mydriase, et les autres altérations des yeux à une affection du cerveau presque congéniale, qui se composait d'inflammations fréquentes de cet organe et des dégénérescences qu'elles amènent ordinairement à leur suite, dégénérescences si souvent mortelles, mais qui, dans notre petite malade, ayant toujours été combattues par des médecins habiles, n'avaient pu acquérir un développement funeste.

M. le docteur Jadelot eut la bonté de m'éclairer sur les antécédens. Nous nous formâmes la même idée de la maladie et des dangers que pouvait avoir la cautérisation, dans une affection dont l'inflammation était le caractère dominant.

Je pris le parti d'étudier la maladie, avant d'en venir au moyen qui nous paraissait être à MM. Percy, Jadelot et moi, l'unique ressource contre un état qui, chaque jour, devenait plus inquiétant. Je ne tardai pas à être témoin des symptômes ordinaires. Céphalalgie générale très-forte, tête brûlante, cécité complète, vomissemens, fièvre légère. Une ventouse scarifiée posée à la nuque, ayant borné le cours de ces symptômes, je conçus l'espérance d'être à même d'employer le traitement curatif. J'eus toutefois de la peine à prendre ce parti, ayant déjà vu deux fois la cautérisation sincipitale déterminer une inflammation du cerveau qui s'était heureusement terminée, il est vrai, mais qui m'avait causé une inquiétude affreuse. D'ailleurs j'étais bien convaincu que la gravité de la maladie n'exigeait pas moins que la cautérisation jusqu'à l'os. Je résolus de concert avec M. Jadelot, de cautériser de la manière la plus rapide possible, afin d'éviter, autant qu'il serait en moi, l'irradiation du calorique jusqu'au cerveau.

29 mars 1819. Cautérisation sincipitale, pratiquée en présence de M. le docteur Jadelot, et avec l'aide de M. le docteur Newbourg.

Quelques soins que j'eusse pris, l'opération ne dura pas moins de trois secondes, à cause de la grande épaisseur des parties molles. L'enfant ne se plaignit pas, elle pleura après l'opération.

La nuit suivante, elle eut un sommeil assez calme, accompagné d'un ronflement particulier, comme cela avait lieu depuis plusieurs années, et rendit des urines limpides.

30 mars. Mal de tête considérable dans la matinée, chaleur et douleur plus forte à cette partie après le dîner, vomissemens, sommeil de huit heures et demie jusqu'à dix du soir; alors réveil en sursaut par l'intensité des symptômes. Application d'une ventouse scarifiée, derrière l'apophyse mas-

toïde ; rémission subite des symptômes, sommeil.

31 mars, troisième jour. Appétit, plus de céphalalgie.

6 avril. La plaie sincipitale suppure abondamment. Les yeux ont diminué de volume ; en les pressant, le doigt sent moins de résistance, les paupières sont moins distendues, la cornée transparente qui était presque noire, prend une teinte chocolat, la pupille est notablement plus resserrée, et la vision s'améliore en ce qu'elle éprouve moins de variations, et que la malade reconnaît d'une manière plus soutenue la présence des corps qui l'environnent.

15. La céphalalgie se fait plus rarement sentir, et n'est plus accompagnée de vomissemens ; la malade se fortifie sensiblement et a plus de gaîté qu'auparavant. Nous dirigeons sur les yeux le fluide galvanique, au moyen d'une pile de trente-deux disques, ayant chacun quatre pouces de diamètre. La mydriase a disparu, mais l'état de la vision est stationnaire.

30 avril. En se promenant aux Tuileries, la malade a distingué, pour la première fois depuis un an, les passans ainsi que la cou-

leur de leurs habits, et a pu revenir chez elle sans être dirigée. Depuis ce moment elle a constamment la faculté de se conduire dans un appartement et au dehors. Ses forces se sont accrues au point qu'elle paraît infatigable quand elle marche. Son appétit se soutient. Le sommeil est rarement accompagné de ronflement; les urines de la nuit sont moins abondantes et d'une couleur qui annonce une bonne digestion. La céphalalgie est rare et toujours peu intense; les vomissemens paraissent dissipés.

SEIZIÈME OBSERVATION.

M. Cauet, âgé de cinquante ans, d'une bonne constitution, avait éprouvé en 1806 une otite violente du côté droit. Il y avait depuis cette époque un suintement habituel par cette oreille, et le sens de l'ouïe s'y était un peu affaibli.

1er février 1819, il m'offrit les symptômes suivans : suppression de l'écoulement de l'oreille, douleur vive et lancinante dans son intérieur, céphalalgie continuelle, insomnie, pouls fréquent, fort et dur, langue humide, rougeur et gonflement de toutes les parties de la conque.

Application d'une ventouse scarifiée derrière l'oreille malade ; son effet diminue sur-le-champ les symptômes inflammatoires et la fièvre ; diète légère, prescription de dix sangsues à l'anus, dans la vue de dégorger la veine-porte, et de rappeler des hémorroïdes qui s'étaient quelquefois montrées.

2 février, sixième jour, la fièvre et la céphalalgie se sont dissipées. La douleur de l'oreille subsiste encore, mais d'une manière supportable. Ventouse scarifiée comme la veille.

3 février, septième jour, la douleur et tous les symptômes qui l'aocompagnaient se sont évanouis. L'oreille droite présente de nouveau l'écoulement auquel elle était sujette.

DIX-SEPTIÈME OBSERVATION.

M. Michel, âgé de soixante ans, d'un tempérament nervoso-sanguin, d'une santé délicate, sujet au catarrhe pulmonaire, éprouva un refroidissement le 7 mai 1818, et s'enrhuma. Le 10 du même mois, étant de service au château des Tuileries, il fut exposé pendant plusieurs heures à un courant d'air froid.

Le 11, toux fatigante, très fréquente, expectoration rare de crachats muqueux d'un jaune verdâtre, avec quelques stries de sang; voix rauque, respiration gênée; le pouls donnait soixante-dix pulsations par minute; langue humide, appétit.

Médicamens gommeux, diète légère.

Le 12, nuit calme, point de sommeil, céphalalgie.

Le 13, insomnie, exaspération des symptômes, crachats sanguinolens, douleur avec chaleur à la partie antérieure de la poitrine, pouls fréquent.

Application d'une ventouse scarifiée sur le lieu douloureux; évacuation d'une once et demie de sang. A l'instant même la douleur et l'oppression se dissipent, la toux devient plus rare; diète sévère.

Le 14, nuit paisible, expectoration facile, crachats purement muqueux. Convalescence.

DIX-HUITIÈME OBSERVATION.

M. . . . . . . ablégat du saint Siége à Paris, âgé de vingt ans, porte les traces d'une affection scrophuleuse héréditaire.

Il partit de Rome ayant, au côté droit de

la poitrine, une légère douleur qu'il conserva sans éprouver une gêne notable.

Depuis plusieurs jours il habitait Paris, lorsque s'étant beaucoup fatigué à parcourir cette ville et à veiller, il sentit cette douleur avec force. Elle commença à troubler son sommeil; il la méprisa pourtant jusqu'à ce qu'à ce qu'elle fût assez violente pour lui ôter tout repos et la liberté de respirer.

Ce fut dans la nuit du 15 août 1816, que ce malade réclama mes conseils de la manière la plus pressante.

Je le trouvai assis sur son lit, hors d'état de se coucher à cause des élancemens et de l'oppression qu'il ressentait dans la poitrine: le pouls était vif, fréquent et dur sans plénitude; la face, habituellement pâle, était colorée. A ces symptômes se joignaient une chaleur vive, une toux sèche et fréquente qui amenait rarement, et en petite quantité, des crachats écumeux et teints de sang.

Je prescrivis une infusion de fleurs de bouillon blanc, un demi looch blanc du codex, et fis appliquer des ventouses scarifiées sur le lieu douloureux. Le vide fit disparaître sur-le-champ la douleur, l'orthopnée, la toux, et le malade s'endormit paisiblement.

Le mieux continua le lendemain, et trois ou quatre jours suffirent pour rendre la santé à M.....

DIX-NEUVIÈME OBSERVATION.

M. Lecuyer, âgé de cinquante ans, d'un tempérament lymphatico-bilieux, avait été affecté de deux pneumonies, de catarrhes pulmonaires et de fièvres bilieuses.

Une éruption dartreuse s'était souvent manifestée au visage, et avait long-temps résisté à tous les remèdes; elle avait enfin cédé à un vésicatoire appliqué à la nuque.

Pendant tout l'hiver de 1816 à 1817, le sommeil, chaque nuit, était interrompu par l'expectoration d'une énorme quantité de ces mucosités auxquelles on donne vulgairement le nom de pituite.

La poitrine étant débarrassée le matin, le malade ne songeait qu'à ses affaires, et remettait au lendemain le soin de sa santé.

Les choses continuèrent ainsi jusqu'au mois de mai 1817.

Le 10, le malade présenta les symptômes suivans.

Douleurs vives dans toute la partie droite

de la poitrine et à l'épigastre, accompagnées d'orthopnée, d'insomnie, de crachats très-abondans et mêlés de sang. Le pouls était fréquent et mou.

Huit sangsues sont appliquées à l'anus, et un vésicatoire ammoniacal sur le lieu douloureux; les symptômes diminuèrent d'intensité. On entretient le vésicatoire; le malade est mis à une diète sévère. Usage des gommeux.

Le 15 mai, la maladie se montre avec une nouvelle vigueur, sans cause appréciable. La nuit est très-mauvaise.

Le 16, j'ordonne l'application des ventouses scarifiées à l'épigastre. On évacue trois onces de sang environ. Aussitôt après, le malade se trouve débarrassé de la douleur, de l'oppression, de la toux, et la nuit se passe dans un sommeil paisible, pour la première fois depuis six mois.

Le 17 mai, tous les symptômes de la maladie étaient dissipés; à peine y avait-il de la toux et quelques crachats muqueux; la fièvre avait disparu, et le malade, bien que satisfait d'une guérison si subite, n'était pas sans inquiétude sur les suites de la maladie. Je le rassurai en appelant son attention sur le vésicatoire qu'il devait regarder comme sa sûreté; en effet, depuis ce moment je n'eus plus à m'occuper que de sa convalescence, à laquelle succéda bientôt une parfaite santé.

VINGTIÈME OBSERVATION.

Madame de Montulé, âgée de trente-deux ans, est sujette à l'hémoptysie. Accouchée depuis trois mois, elle attendait encore le retour du flux menstruel.

28 mai 1817, elle éprouva les symptômes suivans :

Frissons et tremblement pendant une heure, fièvre violente avec oppression, toux, douleurs générales de la poitrine et aphonie.

2 juin, quatrième jour, l'intensité de la maladie détermine à m'appeler.

Aux symptômes ci-dessus se joignent une douleur vive au côté droit, et l'expectoration d'environ dix onces de sang vermeil.

Boissons adoucissantes, diète sévère, huit sangsues à l'anus, topique ammoniacal sur le point douloureux.

3 et 4 juin, mieux sensible crachats muqueux avec le caractère de la coction.

Le 5, septième jour, la malade s'est levée le soir, a reçu des visites; et s'est livrée à la conversation; retour du frisson, de la fièvre, des douleurs de poitrine; les crachats sont mêlés d'un sang vermeil.

Le 6, huitième jour, nuit très-agitée, grande intensité des symptômes, coloration très-marquée des joues, aphonie complète. Application de ventouses scarifiées dans le dos. Évacuation de deux à trois onces de sang.

Le 7, neuvième jour, la malade a passé une bonne nuit, la fièvre est dissipée, la respiration libre; les crachats sont redevenus muqueux.

Le 8, dixième jour, convalescence.

VINGT-UNIÈME OBSERVATION.

M. Gelay, fabricant de chapeaux, âgé de cinquante-sept ans, d'un tempérament bilioso-sanguin, s'est retiré depuis un an du commerce.

L'œil gauche est très-altéré par suite de plusieurs ophtalmies anciennes; la vision est presque nulle de ce côté.

1817, 30 mai, frisson très-fort, pouls fréquent, plein et développé, céphalalgie insupportable, douleur à la mamelle droite, oppression, toux, point d'expectoration, nuit agitée.

31, vésicatoire ammoniacal sur le point douloureux, infusion de bouillon blanc, diète sévère.

1er juin, nuit calme, expectoration facile de crachats muqueux, mêlés de quelques stries de sang; douleur obtuse au côté droit; une ventouse scarifiée la fait disparaître.

4 juin, bouche amère, constipation. Prescription de deux onces d'huile de ricin.

5 juin, appétit, convalescence.

6 juin, pendant la nuit la fenêtre et la porte de la chambre du malade sont restées ouvertes par oubli; l'œil qui avait si souvent été malade est rouge, gonflé et très-douloureux. Pédiluves irritans, lavemens, topique émollient.

7 juin, insomnie complète, douleur extrême dans l'œil malade, fièvre. Ventouses scarifiées derrière l'oreille gauche, sur les côtés du cou et à la nuque; évacuation d'une à deux onces de sang, diminution subite des symptômes.

8 juin, nuit calme; la conjonctive est encore un peu rouge, mais il n'y a plus de

douleur; guérison complète dans l'espace de peu de jours.

VINGT-DEUXIÈME OBSERVATION.

M. . . . . . né à Abbeville, âgé de vingt ans, d'un tempérament sanguin, est très-sujet à l'épistaxis. Il a eu deux pneumonies dans lesquelles il a pensé perdre la vie.

1er avril 1817. Depuis huit jours le malade tousse et est mal à son aise. Il présente les symptômes suivans :

Frissons dans toutes les parties du corps, oppression, douleur aiguë au côté droit du thorax, crachats muqueux et sanguinolens, face très-colorée.

Langue jaune, humide ; nausées, bouche amére, haleine fétide ; prescription de boissons mucilagineuses et d'une once de manne, vésicatoire ammoniacal sur le point douloureux.

Le 2, neuvième jour, l'oppression et la douleur sont diminuées.

3, 4, 5, 6, l'inflammation paraît dissipée, la fièvre continue avec pesanteur de tête, loquacité, léger délire, langue sèche et rouge, face colorée, pouls fréquent et mou. Vésicatoires ammoniacaux aux cuisses et aux jambes.

8, le pouls est toujours fréquent, mais un peu plus fort. Ventouses scarifiées aux cuisses et aux jambes; évacuation d'une once et demie de sang.

9, nuit bonne, hémorragie nasale de deux à trois onces de sang; rémission de tous les symptômes, urines briquetées.

10, dix-septième jour, appétit, convalescence.

VINGT-TROISIÈME OBSERVATION.

M. . . . . . âgé de dix-huit ans, était depuis deux ans dans un état de langueur, ayant eu à la cuisse un dépôt considérable attribué au virus syphilitique. Le moindre exercice le fatiguait, et il avait habituellement la respiration très-gênée.

Depuis plusieurs jours il toussait et avait de la fièvre, lorsqu'on m'appela le 23 mars 1817.

Douleurs générales et sentiment de chaleur dans la poitrine, toux rare accompagnée de crachats muqueux teints de sang, pouls fréquent, développé sans dureté, prostration assez marquée, tension de l'abdomen, mais sans aucun signe de phlogose; constipation.

Application de ventouses scarifiées sur la partie inférieure du thorax; rémission marquée des symptômes; topique de pommade ammoniacale sur l'épigastre, boissons pectorales, prescription des mucilagineux, tant en boissons qu'en lavemens, diète sévère.

25, les lavemens émolliens ont donné lieu à des déjections alvines copieuses.

30, diminution sensible de tous les symptômes, expectoration facile d'une matière purement muqueuse. Le malade habitant une chambre froide, éprouva un refroidissement; dans le jour il apprit une nouvelle désagréable qui lui causa beaucoup de peine.

Pendant la nuit toux continuelle, douleurs vives de la poitrine, expectoration d'un sang vermeil en petite quantité, orthopnée, fièvre intense.

31, matin, toux rare, respiration gênée et sifflante, pouls fréquent, inégal et peu développé, abattement et prostration très-marqués, face exprimant l'anxiété, mouvement de dilatation des ailes du nez, yeux ternes, pommettes rouges, langue sèche, âpre au toucher, présentant un enduit grisâtre, lèvres recouvertes d'une sorte de couche gommeuse et sèche; ventre ballonné, délire léger, fugace. Application de ventouses scarifiées aux cuisses et aux jambes; évacuation d'environ une once de sang. L'état du malade s'améliore à l'instant, la rougeur des pommettes se dissipe, et la face reprend son expression naturelle; la langue devient humide sans que le malade ait pris aucune boisson. Il tousse facilement et expectore des mucosités mêlées de sang; il parle et exprime avec joie le soulagement qu'il éprouve. Vésicatoires ammoniacaux au bras droit et sur l'abdomen.

1er avril, nuit calme, langue blanche et humide; pendant quelques jours les crachats ont un aspect puriforme; ils diminuent et disparaissent insensiblement. Convalescence. Depuis cette maladie M. . . . . a recouvré le bon état de santé qu'il avait perdu longtemps auparavant.

VINGT-QUATRIÈME OBSERVATION.

Madame Hennequin, âgée de 44 ans, d'un tempérament éminemment bilieux, et d'une constitution délicate, doit à sa sobriété une santé habituellement bonne. La menstruation est encore régulière chez elle.

1er mai 1817, le vent a amené un temps très-sec pendant trois semaines.

Après avoir pris plus d'exercice que de coutume, pendant plusieurs jours, madame H . . . . sentit dans la région du cœur une douleur vive, pongitive qui s'étendait profondément et suivait la direction d'une ligne qu'on aurait tirée de l'extrémité interne de la clavicule, à la partie moyenne de la septième côte sternale. La respiration était gênée et la parole entrecoupée. A ces symptômes se joignaient l'anxiété précordiale, une chaleur vive, un pouls faible, fréquent et mou, et une altération très-marquée des traits de la face : la peau était brûlante et sèche.

Je prescrivis une infusion de graine de lin, de l'eau d'orge miellée et l'application de dix sangsues au côté douloureux. A l'aide de ces moyens j'obtins de la rémission pendant le jour; mais la nuit se passa dans l'insomnie et la douleur.

2 mai, deuxième jour, six sangsues appliquées à l'anus, tirent une assez grande quantité de sang et soulagent pendant le jour. La nuit est très-mauvaise.

3 mai, troisième jour, application d'une ventouse légèrement scarifiée, vers les sixième et septième côtes sternales et dans le dos; la douleur disparaît entièrement; la nuit est très-bonne, et la malade entre en convalescence.

VINGT-CINQUIÈME OBSERVATION.

M. Pourrat, âgé de onze ans, né de parens sains, mais délicats, ayant la poitrine très-déprimée en avant, jouissait malgré ce vice de conformation, d'une très-bonne santé.

Au mois d'août 1817, il survint des palpitations et des lipothymies avec perte d'appétit; l'enfant fut retiré du collége et envoyé à la campagne où il se trouva plus mal encore. On me consulta : j'ordonnai des boissons diurétiques et l'application d'une ventouse scarifiée, à l'épigastre; dès le jour même, les lipothymies et les palpitations disparurent sans retour. La bonne santé du jeune Pourrat ne s'est pas démentie pendant un an. En septembre 1818, retour des mêmes symptômes. L'application d'une ventouse légèrement scarifiée en procura de nouveau la résolution.

VINGT-SIXIÈME OBSERVATION.

Bréard, bonnetier de profession, âgé de trente ans, d'un tempérament bilieux, d'une constitution athlétique, me consulta au mois de novembre 1817.

Il éprouvait depuis trois à quatre ans, des palpitations très prononcées dans toute l'étendue de la capacité thorachique, et à l'épigastre. Les côtes étaient fortement soulevées, et la main repoussée par des pulsations irrégulières et souvent tumultueuses. Dispnée, lipothymies au moindre exercice, tremblement de tous les membres, insomnie, réveil en sursaut, lassitudes spontanées, visage tiraillé, maigre, décoloré et contrastant avec le bon état du corps et des membres.

A ces symptômes, je reconnus bientôt la maladie du cœur, si bien décrite par le professeur Corvisart.

Appeler dans les capillaires le sang qui opprimait les organes centraux de la circulation, modérer l'action tumultueuse de ceux-ci, telle fut la double indication que je me proposai de remplir au moyen de la ventouse et de la digitale pourprée.

J'ordonnai de prendre, chaque jour, quatre grains de digitale, le matin à jeun et autant le soir. Je fis appliquer de grandes ventouses sèches sur toute la circonférence du bassin, sur les fesses et les cuisses.

Dès le premier jour le malade fut soulagé, la respiration devint plus libre, il sentit renaître ses forces et put se livrer au travail. L'application de la ventouse réitérée chaque semaine, procurait toujours un surcroît de soulagement et une telle amélioration dans la santé, que le malade crut devoir cesser tout remède.

Cependant, l'affection organique du cœur subsiste toujours, mais à un degré qui permet à Bréard de continuer l'exercice de son métier.

VINGT-SEPTIÈME OBSERVATION.

Madame D. . . , âgée de quarante-six ans, d'une bonne constitution, d'un tempérament sanguin, avait souvent éprouvé depuis une vingtaine d'années, des palpitations de cœur très-violentes, qui fixaient peu son attention, parce qu'elles étaient en général de courte durée.

Il y a cinq mois qu'elle éprouve des palpitations presque continuelles, accompagnées de pulsations artérielles plus fortes que dans l'état naturel. Elle est surtout incommodée le soir, au moment où elle se couche; il s'y joint alors des étouffemens et des battemens violens des artères occipitales. Il lui est impossible de rester étendue dans son lit; elle est obligée de donner à ses membres le plus grand degré de flexion. Le sommeil est très-agité, et la malade sent à son réveil une fatigue générale, semblable à une courbature.

Madame D. . . . a beaucoup maigri, bien qu'elle conserve encore une sorte d'embonpoint, surtout aux membres.

Depuis environ six mois, les règles paraissent à des époques variées, et en moindre quantité qu'auparavant.

Les 15 et 20 février 1819, application de ventouses très-légèrement scarifiées au dos, à la région du cœur et aux bras. Les battemens du cœur ont été plus supportables dans la journée, l'appétit s'est même fait sentir plus qu'à l'ordinaire; mais les accidens du soir ont été les mêmes.

Ces effets font présumer que l'application de la ventouse deviendra utile, si elle est faite un peu avant l'heure du coucher. Il y a eu ensuite, pendant plusieurs jours, des picotemens dans les parties de la peau, sur lesquelles on avait fait le vide.

Ne doit-on pas considérer les picotemens comme l'effet de l'afflux du sang dans des capillaires, qui depuis long-temps ne le recevaient plus. C'était l'opinion d'Hippocrate.

Τὰ δὲ πολύαιμα, διὰ τὸ πλῆθος τȣ͂ αἵματος, τρέμουσι καὶ φλεγμονὰς ἐμποιέει. ȣ̓ γὰρ δύναται πολλὸν γινόμενον ἀτρεμίζειν.

Hipp. *περι Φυσων*; Foesius (*).

(*) Les parties qui sont gorgées de sang vibrent à cause de l'abondance de ce fluide, et il en résulte des inflammations. En effet, le sang qui s'est ainsi accumulé ne peut rester sans action.

VINGT-HUITIÈME OBSERVATION.

Le nommé Coquelle, fruitier, d'une petite stature et fortement constitué, en septembre 1816, fut renversé par le timon d'une voiture qui le frappa à la poitrine. Des passans le relevèrent. Un chirurgien le saigna, lui donna des soins assidus et le rétablit dans l'espace de quelques jours. Au bout de trois mois, une légère douleur accompagnée d'oppression, se fit ressentir à l'endroit de la poitrine qui avait reçu le choc; mais, comme ces symptômes n'étaient pas permanens, il négligea de consulter un médecin, et passa ainsi six mois. En juin 1817, la douleur et l'oppression augmentèrent au point qu'il ne pouvait plus travailler. Il vint me consulter. J'ordonnai l'application d'une ventouse scarifiée, sur l'endroit douloureux. Elle fut suivie d'un soulagement marqué. On réitéra une fois l'opération, et le malade fut complétement délivré de son incommodité.

VINGT-NEUVIÈME OBSERVATION.

Madame D. . . ., âgée de quarante-huit ans, mère de quatre enfans, d'un tempérament nerveux, jouit habituellement d'une bonne santé. Le 6 juillet 1817, cette dame apprit une nouvelle extrêmement pénible pour le cœur d'une mère. Au même instant, elle sentit des douleurs aiguës dans le dos et à l'épigastre, avec dispnée et difficulté extrême à soutenir le tronc dans sa rectitude naturelle.

La nuit se passa dans l'insomnie; la douleur s'exaspéra; le pouls était petit et faible.

Le 7, prescription de fleurs de tilleul, d'eau de fleurs d'oranger et de lavemens anodins. La malade éprouva du calme pendant le jour, mais la nuit fut aussi cruelle que la précédente.

Le 8, application de ventouses scarifiées au dos et à l'épigastre. Dès ce moment la douleur et les symptômes qui l'accompagnaient s'évanouirent.

TRENTIÈME OBSERVATION.

Le nommé A...., âgé de vingt-cinq ans, d'un tempérament bilieux et d'une bonne constitution, était dans sa première jeunesse au service d'un homme violent qui, souvent le maltraitait avec le bâton; un jour il fut tellement étourdi des coups qu'il avait reçus qu'il tomba à terre sans connaissance. Depuis cette chute, il éprouvait dans certains temps de l'année, et surtout quand il fatiguait, du gonflement et des douleurs dans l'hypocondre droit.

En mars 1818, tuméfaction de toute la région du foie, respiration gênée et pénible, douleur pongitive devenant aigüe lorsque le malade veut se coucher sur le côté droit, ou qu'on essaye de le palper; pouls fréquent, dur. Langue sèche, soif : chaleur sèche générale, insomnie, malaise général.

Application d'une ventouse scarifiée, par laquelle on évacue environ une once et demie de sang; rémission subite des symptômes.

En novembre 1818, en palpant l'hypocondre droit, on n'excite aucune douleur; le malade en ressent quelquefois de légères, quand il fait un travail pénible; il y fait trop peu d'attention pour suivre le conseil que je lui donne de recourir à la ventouse.

TRENTE-UNIEME OBSERVATION.

L. Ruidel, âgé de dix ans, d'une constitution qui s'annonce comme devant être vigoureuse, éprouva, en faisant des efforts pour aider des garçons tonneliers à remuer une barrique, une douleur accompagnée d'une sorte de déchirement dans le côté droit de l'abdomen.

Cette douleur fut supportable pendant deux ou trois jours, puis le malade perdit l'appétit et fut obligé de s'aliter.

12 février 1819, cinquième jour de l'accident.

Abdomen tendu, brûlant, tellement sensible au toucher qu'il est impossible de le palper, surtout dans la région iliaque droite, fièvre intense, langue sèche et rouge, soif, céphalalgie générale, pommettes très-colorées, constipation.

Application de ventouses sèches sur toutes les régions du ventre et sur les cuisses, scarification très légère à la région iliaque droite, par laquelle deux gros de sang sont évacués. Rémission subite des symptômes inflammatoires et de la fièvre; alors on peut déprimer la paroi abdominale, sans causer aucune douleur; la seule région iliaque droite est légèrement sensible quand on la presse. Lavemens émolliens, diète sévère.

13, apyrexie, déjections alvines naturelles et spontanées.

TRENTE-DEUXIÈME OBSERVATION.

La femme P. . . ., âgée de quarante-deux ans, d'un tempérament nerveux, eut plusieurs accouchemens dont le dernier fut très-laborieux.

Livrée aux soins de son ménage avec un courage et une activité que commandaient les besoins de ses enfans, mais auxquels ses forces ne répondaient pas, cette malade éprouvait, depuis deux ans, des douleurs très-aiguës dans les lombes, les aînes et l'hypogastre; elle ressentait des élancemens fréquens dans la matrice. Ce viscère était engorgé, et laissait échapper, après le toucher, un liquide rougeâtre, assez abondant. Les règles étaient irrégulières et avaient lieu sous la forme de pertes considérables tous les deux ou trois mois. Au mois de novembre 1816, je trouvai la malade dans un marasme complet.

Je fis appliquer la pommade d'ammoniaque aux régions sacrées et inguinales. Les douleurs et l'engorgement diminuèrent beaucoup. Cependant les pertes revenaient toujours aux mêmes époques. Dans l'intention de les faire cesser, je voulus insister sur les épispastiques, mais la malade, satisfaite de son nouvel état de santé, les refusa.

Au mois de mars 1817, elle eut une hémorragie utérine si considérable qu'on craignait pour sa vie. Je fis appliquer la ventouse aux mamelles, et la perte s'arrêta. Elle a recours au même moyen chaque fois que l'hémorragie menace de reparaître.

Novembre 1818. La santé de la malade s'affermit de plus en plus, sans le secours actuel de la médecine.

TRENTE-TROISIÈME OBSERVATION.

D'un tempérament éminemment nerveux, Madame C. . . . , n'avait éprouvé jusqu'à l'âge de vingt ans, d'autre dérangement de santé, qu'une menstruation difficile et douloureuse.

En 1815, étant enceinte de huit mois et demi, elle sauta d'un premier étage à terre, pour éviter des Cosaques qu'elle voyait se diriger vers sa maison. Aussitôt elle sentit une douleur dans le ventre et accoucha, au bout de quelques jours, d'un enfant mort. Il ne se passa rien d'extraordinaire durant la couche, mais la douleur qui l'avait précédée augmenta. Des élancemens se firent sentir dans la région de l'utérus, et bientôt ils furent suivis de l'écoulement d'une humeur rougeâtre et fétide. Les règles étaient plus abondantes et accompagnées de douleurs plus vives encore qu'auparavant; la malade était tombée dans le marasme.

Un médecin distingué de la capitale, avait qualifié cette maladie du nom d'ulcération de la matrice. En effet, la sensibilité originelle de cet organe, son mode de souffrance, le faciès de la malade, l'odeur qu'elle exhalait, le toucher enfin, tout semblait justifier cette dénomination.

Sans m'arrêter au prognostic fâcheux de cette maladie, je cherchai à lui opposer des moyens différens de ceux qu'on avait employés avant que je l'observasse.

Jusque là on s'était borné à l'usage interne des dépuratifs, aux injections toniques et calmantes. Aucun dérivatif n'avait été employé; je crus devoir tenter cette voie, et fis en conséquence appliquer un large vésicatoire ammoniacal sur la région du sacrum.

Je conseillai à cette dame de se coucher sur un matelas de crin, meilleur conducteur du calorique que la laine et la plume, et d'y garder un repos absolu. J'ordonnai aussi les mucilagineux et un régime doux.

En moins de quinze jours la malade sentit diminuer graduellement la douleur, la chaleur et la pesanteur dans le bas-ventre. L'écoulement était aussi beaucoup moins abondant et moins fétide ; la malade se livrait enfin à l'espérance, lorsqu'une nouvelle éruption des règles vint rappeler, mais avec moins d'intensité, tous les accidens dont nous avons parlé. Les menstrues étaient dégénérées en perte. Pour la faire cesser on appliqua la ventouse aux mamelles ; je fis ensuite de nouvelles applications de la pommade ammoniacale, sur le ventre et autour du bassin.

A l'aide de ces épispastiques, des antispasmodiques et de légers toniques, continués pendant quatre mois, je fis disparaître l'engorgement, les douleurs et l'écoulement de la matrice. Toutefois l'époque des règles était encore un peu pénible.

Madame C. . . . , redoutait extrêmement les temps d'orage.

Un jour qu'elle éprouvait les symptômes avant coureurs de la menstruation, un grand vent s'étant élevé tout à coup, elle s'agita et se troubla au point de tomber dans une syncope que les moyens ordinaires ne purent faire cesser. Cet état devenait inquiétant par sa durée; je fis appliquer la ventouse sèche autour du bassin et sur les cuisses; j'ordonnai des frictions sèches sur les extrémités inférieures et des fomentations émollientes sur l'abdomen. Un quart-d'heure fut à peine écoulé que la malade fut soulagée. Les règles ne tardèrent pas à paraître.

Après cinq mois de traitement, l'affection utérine paraissant entièrement dissipée, madame C. . . . retourna dans sa province, où depuis près de deux ans, sa bonne santé ne s'est pas démentie.

TRENTE-QUATRIÈME OBSERVATION.

Madame de B..., âgée de quarante-cinq ans, fortement constituée en apparence, est d'une santé très-délicate.

Vers le 20 mars 1819, éprouvant des coliques déterminées par les approches de la menstruasion qui avait encore chez elle ses retours périodiques, elle fit usage d'une potion qui lui avait été prescrite, dix ans auparavant, par M. le docteur Petit-Radel, et dans laquelle il entrait sur cinq onces de véhicule, une once et demie d'eau distillée de rhue.

Le 21 mars, cessation momentanée du flux menstruel. Tension, douleur à l'hypogastre augmentant par la pression la plus légère; rétention des urines. Cet état durait depuis le matin. A cinq heures du soir, il était insupportable, la malade éprouvait une envie continuelle d'uriner, qu'il lui était impossible de satisfaire; application de ventouses sèches à la partie supérieure et interne de chaque cuisse. Au bout de dix minutes, la malade fut débarrassée de la douleur de la matrice, et urina facilement.

Dans la nuit les règles reparurent encore un peu, et la malade reprit bientôt sa bonne santé ordinaire.

TRENTE-CINQUIEME OBSERVATION.

Madame de G...., d'une belle constitution et d'une santé ordinairement très-bonne, étant arrivée à l'époque de ses règles se fatigua en présidant à un déménagement. Elle éprouvait les symptômes de cette hémorragie naturelle, tels que l'embarras dans la région lombaire, le gonflement et la tension du bas-ventre ; mais le flux ne s'établissait pas. Il survint des douleurs dans la région lombaire, à l'hypogastre, à la matrice, et une fièvre caractérisée par un pouls vif, plein et dur. Les lavemens émolliens, les pédiluves ne calmaient point cet état. L'application de ventouses sèches sur la partie supérieure et interne des cuisses, procura un allégement marqué des douleurs ; les règles parurent dans la nuit, et la santé se rétablit.

TRENTE-SIXIÈME OBSERVATION.

Madame Fuson, femme d'un élève en médecine, âgée de vingt-trois ans, d'une taille svelte et d'une santé délicate, était mariée depuis un an.

En novembre 1810, malade depuis près de deux mois, il y avait trente jours qu'elle était alitée. C'est à cette époque que je la visitai pour la première fois. Elle était dans l'état suivant :

Maigreur extrême, toux fréquente, accompagnée d'oppression et d'une quantité étonnante de crachats muqueux, puriformes. Sueurs copieuses, épigastralgie.

Le pouls était très-accéléré et de plus tellement irrégulier, inegal, ainsi que les battemens du cœur, qu'on pouvait présumer l'existence d'une maladie de cet organe.

La malade, depuis plus d'un mois, vomissait toute espèce de boissons ou d'alimens.

Les garde-robes étaient rares, les règles n'avaient pas eu lieu depuis la maladie ; le ventre était aplati, assez souple sans aucun signe de météorisme.

Quelque fâcheux que me semblât le prognostic à déduire de ces divers groupes de symptômes, je dus chercher à reconnaître l'enchaînement des effets avec leurs causes.

La constipation fixa mon attention : la maladie était trop peu ancienne pour que la suppression des règles fût causée par une phthysie muqueuse, quelque spécieuse que fût l'apparence à cet égard. Je pensai que le resserrement du ventre pouvait déterminer les vomissemens, et qu'il pouvait dépendre lui-même, d'un état particulier de la matrice. D'ailleurs, la première chose à faire et la plus facile aussi, était d'obtenir des déjections alvines, pour donner à l'estomac plus de liberté. Vainement faisait-on usage de lavemens emolliens, légèrement irritans. J'en ordonnai un avec la décoction d'un gros de racine d'ipécacuanha en poudre, et je recommandai à la malade de le garder un quart d'heure si elle le pouvait. Après quelques coliques il sortit des matières fécales abondantes, noires et enveloppées de mucus intestinal. Le même jour, la malade ayant des nausées et des vomissemens continuels, bien qu'on ne lui donnât à boire que le moins possible, il me vint dans l'esprit de lui mettre des ventouses sèches, cherchant, par ce moyen, à faire une légère diversion. Je prends un verre à boire, faute du véritable instrument, j'y verse un peu d'eau de Cologne, que j'enflamme, et je le fixe au-dessus de l'ombilic. Je crus d'abord que la malade ne pourrait supporter ce remède à cause de l'oppression qui ne la quittait pas. Elle s'y habitua au bout de trois à quatre minutes, et je profitai de cette disposition pour laisser le verre pendant une demi-heure. Depuis ce moment, la malade se trouva soulagée de l'oppression et du mal d'estomac, et elle n'eut plus de vomissemens. J'ordonnai des frictions sur l'épigastre avec le liniment volatil, et prescrivis un peu de gelée animale.

Le lendemain la malade se ressentait encore du léger soulagement qu'elle avait éprouvé la veille; la gelée fut digérée, mais la constipation se prononça de nouveau et avec elle des nausées dont je prévins les suites par l'application de la ventouse. Le même lavement fut donné tous les deux jours et il procura, dans l'espace d'une semaine, l'évacuation d'une énorme quantité de matières de même nature que les précédentes.

Cependant la digestion commença à se faire d'une manière profitable; les sueurs, les crachats diminuèrent graduellement; les lipothymies disparurent, et successivement les palpitations, la fièvre et jusqu'à la toux. Au bout de trois semaines la malade fut hors de danger.

Ce ne fut qu'après un mois de guérison que je connus parfaitement la principale cause de la maladie. Madame Fuson était enceinte, et, au temps voulu par la nature, elle mit au monde un garçon bien constitué. Je sais qu'elle a continué à jouir d'une bonne santé.

TRENTE-SEPTIÈME OBSERVATION.

Madame T. . . . d'un tempérament lymphatico-sanguin, avait conservé, jusqu'à l'âge de 30 ans, tous les agrémens de la jeunesse et d'une superbe constitution.

Au mois d'octobre 1817 elle eut une blennorrhagie syphilitique dont elle ne soupçonnait ni l'origine, ni la nature. Abandonnée à son ignorance et à une fausse honte, elle avait laissé dépérir sa santé d'une manière effrayante. Le mari s'apercevant du mal dont il était cause, fit traiter son épouse avec la précaution toutefois de la tromper sur le caractère de son mal. On administra sans mesure des décoctions de plantes stimulantes et purgatives; l'écoulement diminua, mais le bas-ventre devint sensible et s'enflamma. Le médecin n'ayant pas été instruit de ce nouvel état, la maladie fit des progrès rapides, et offrit, lorsque je fus consulté, les symptômes suivans :

Maigreur extrême, face hippocratique, pouls vîte, petit et faible, abdomen tendu, météorisé et très-douloureux au moindre contact; nausées, diarrhée, ténesme; les déjections très-abondantes paraissaient formées d'un mélange de bile, de mucus et de sang; la respiration était courte, fréquente, et réveillait incessamment les douleurs abdominales. L'inflammation affectait à la fois la muqueuse et la séreuse intestinales, avec cette violence qui exige de prompts secours.

Je fais appliquer une ventouse scarifiée à l'épigastre et au-dessous de l'ombilic; ce moyen soulage la malade. Je soutiens ce bon effet par l'application de la pommade ammoniacale aux hypocondres, comme vésicant; j'ordonne des fomentations émollientes sur le ventre, et une eau de riz gommée avec le sirop de guimauve.

La nuit se passe moins mal que les précédentes; il n'y a plus de nausées; seulement la boisson pèse sur l'estomac. Je fais entretenir les deux vésicatoires; on réapplique la ventouse scarifiée et la pommade caustique au degré rubéfiant, sur les parties libres des parois abdominales.

Bientôt tous ces symptômes diminuent, le ventre s'affaisse, la douleur s'éteint, la diarrhée et les ténesmes se dissipent, mais le marasme est complet. Je prescris le bouillon, et, peu de jours après, les crêmes au riz ou à la semoule. L'usage des analeptiques continué pendant un mois, rétablit enfin les forces, et me permet d'attaquer la maladie primitive.

Je prescrivis alors les sudorifiques et une vésication à la région du sacrum. A partir de ce moment, il ne fallut pas plus de trois semaines pour rétablir madame T.... dans une santé parfaite, qui se soutient depuis près de deux ans.

TRENTE-HUITIÈME OBSERVATION.

Vers le milieu de juillet de l'année..... N...., âgée de onze ans, s'étant endormie dans le jour, fut violée par un individu qui avait soigneusement épié le moment où il pourrait commettre ce crime. Peu de jours après il se manifesta aux parties sexuelles un écoulement et une grande irritation, dont la nature resta d'abord inconnue à raison de l'âge et du silence de l'enfant. On administra des boissons apéritives et des bains.

Cependant, au bout de trois semaines, l'écoulement et ses symptômes concommittans avaient peu diminué, et il s'était manifesté un engorgement très-douloureux au genou droit.

A cette époque je fus consulté par les parens. Comme ils me dirent que le liquide qui s'échappait de la vulve avait une couleur jaune verdâtre, et qu'il y avait des cuissons dans cette partie, je soupçonnai une infection syphilitique. Avant mon arrivée, la jeune fille avait fait part des circonstances de l'accident auquel elle devait ce triste état. Le genou avait un volume double de celui qui lui était naturel; il était excessivement sensible au toucher, et tout mouvement de l'articulation était impossible. La fiévre, la douleur et l'insomnie avaient réduit la malade à un état voisin du marasme; sa peau était sèche, brûlante et terreuse.

J'ordonnai, 1°. un vésicatoire ammoniacal à la région sacrée; 2°. une décoction de salsepareille pour boisson; 3°. l'application de ventouses scarifiées autour du genou.

Cette première application diminua la douleur et l'engorgement du genou; l'enfant dormit aussitôt et eut une bonne nuit. Des ventouses scarifiées furent encore placées autour de l'articulation, le vésicatoire à la région du sacrum fut entretenu, et la boisson sudorifique continuée. A l'aide de ces moyens les douleurs du genou cessèrent en peu de temps, et la tuméfaction diminua graduellement. Dans l'espace de trois semaines celle-ci avait entièrement disparu, et les mouvemens de l'articulation étaient redevenus libres. Je recommandai un exercice modéré, et la blennorrhagie s'étant dissipée, la malade avait recouvré sa santé primitive au bout d'un mois.

TRENTE-NEUVIÈME OBSERVATION.

M. Zacharie-Michel, âgé de quatorze ans et demi, d'un tempérament sanguin, est d'une taille de cinq pieds cinq pouces. Grand chasseur, il a souvent resté exposé à la pluie pendant plusieurs heures. Son accroissement s'est opéré, depuis un an, d'une manière beaucoup plus rapide qu'auparavant.

A ce développement extraordinaire du corps se joignent une maigreur et une faiblesse remarquables.

M. Michel est sujet à des maux de tête et à une éruption qui se montre de temps en temps à la face. Il lui est également impossible de se livrer à l'étude sans avoir aussitôt de la douleur à la tête.

Après avoir éprouvé un refroidissement

dans les derniers jours de janvier, il ressentit de vives douleurs dans la région lombaire.

30 janvier, les douleurs lombaires ont disparu, les pieds et les genoux sont très-douloureux, très-gonflés et rouges; le malade ne peut mouvoir les articulations de ces parties; on y sent beaucoup de chaleur; toux sèche, fréquente, sans expectoration, fièvre; on applique sur les genoux des ventouses légèrement scarifiées, qui procurent un peu de soulagement.

31, le malade souffre beaucoup moins des genoux; les pieds ne sont plus ni gonflés, ni sensibles; la toux sèche continue, la fièvre est plus faible que la veille. Les ventouses scarifiées sont appliquées de nouveau. Le 1er février, même application à l'épigastre; évacuation de deux gros de sang; les quintes de toux s'éloignent.

2 février, toux rare, circulation calme; les genoux sont dans leur état naturel.

3 février, léger gonflement du poignet et de toute la main droite avec douleur, et une légère rougeur des articulations des phalanges. On applique une petite ventouse très-superficiellement scarifiée entre le premier

et le second os de métacarpe, et il en résulte un soulagement subit. J'ordonne des ventouses sèches sur le bras et l'avant-bras.

4 février, la toux a cessé, la main droite est moins enflée et moins douloureuse; appétit.

5, vésication légère déterminée sur le poignet.

6, solution de toute douleur, de tout engorgement.

QUARANTIEME OBSERVATION.

M. B. . . . , banquier, âgé de trente-sept ans, d'une constitution forte, mais un peu altérée par des maladies antérieures, est sujet à des douleurs rhumatismales vagues et peu intenses.

Au mois de décembre dernier, s'étant embarqué pour se rendre en Angleterre, il s'exposa au froid pendant douze heures sur le tillac du vaisseau. Depuis ce moment il ne cessa d'être incommodé d'une douleur fixe à l'épaule droite, vers la partie supérieure et moyenne du muscle sus-acromio-huméral.

Dans la nuit du 14 au 15 mars 1819,

M. B. . . . m'appela d'une manière très-pressante. Symptômes : gonflement de l'épaule et de la partie moyenne et supérieure du bras, rougeur générale de ces parties, plus marquée à la partie moyenne et externe de l'épaule, où l'on avait appliqué un épispastique ; chaleur très-vive, douleurs lancinantes et intolérables dans tous les points de l'articulation scapulo-humérale, insomnie, fièvre forte. On avait appliqué sur la partie affectée vingt-quatre sangsues qui n'avaient point procuré de soulagement.

Je désirais combattre la maladie par des ventouses scarifiées posées sur les points douloureux de l'épaule ; mais la nuit étant avancée, j'engageai le malade à attendre le moment où je pourrais m'entendre, à cet égard, avec M. son médecin. Ce dernier ayant proposé une consultation, la maladie fut regardée comme une inflammation rhumatismale de l'articulation. Mes honorables confrères pensèrent que l'application d'un grand nombre de sangsues pouvait seule dissiper promptement l'inflammation, et que la ventouse était un moyen trop peu actif, trop irritant surtout, pour un cas de cette espèce. Alors, persuadé que les sangsues ont toujours un effet assez lent, et qu'on résout une inflammation bien moins en tirant une grande quantité de sang qu'en attirant au dehors, de la manière la plus immédiate et la plus directe possible, la quantité de ce fluide qui se trouve contenu en excès dans les parties affectées, quantité généralement peu abondante, surtout si ce sont des tissus blancs; connaissant d'ailleurs par expérience l'efficacité de la ventouse dans cette maladie, j'insistai sur la nécessité de son emploi, en adoptant au reste les sangsues comme moyen de scarifier la peau. On accueillit ma proposition, et l'on mit dix-huit sangsues qui ne soulagèrent pas plus le malade que les précédentes. Ces vers n'ayant pas été groupés exactement sur les points où la douleur s'était fait sentir dans le principe, il fallut avoir recours au scarificateur, pour que la ventouse ne fût pas inutile. Le vide ayant été fait sur le moignon de l'épaule, par-dessus les scarifications, au moyen de la pompe et d'une ventouse ovale, qui par la courbure de ses bords pouvait s'accommoder à la forme de cette partie, on évacua environ deux onces de sang. Le malade qui n'avait pas eu le moindre calme depuis trois jours, sentit aussitôt du soulagement et dormit pendant deux heures.

Le mieux se soutint jusque dans la nuit du 17 au 18, époque à laquelle les douleurs reprirent leur première intensité. On appliqua encore quarante sangsues avec aussi peu de succès que les autres fois. Alors on reprit, d'un commun accord, le parti de répéter l'application des ventouses scarifiées, jusqu'à ce que les résultats eussent démontré leur insuffisance. La gravité et l'urgence de la maladie nous déterminèrent à diriger ce moyen sans relâche contre les symptômes, quel que fût leur degré d'intensité. Ce dernier parti réussit complétement ; l'état du malade s'améliora successivement en raison du nombre d'applications du remède.

Le 24 mars, l'épaule ne présentait plus ni douleur, ni engorgement, et ses mouvemens étaient parfaitement libres. Ainsi, à la faiblesse près, la partie affectée se trouva rétablie dans son état naturel en moins de six jours.

Nous recommandâmes toutefois le repos absolu de l'articulation pendant un certain temps, précaution bien essentielle à la suite de ces affections.

Fin d'avril 1819. Après s'être exposé à un courant d'air froid, M. B.... sentit quelques douleurs dans les muscles du cou et au moignon de l'épaule droite. Des ventouses légèrement scarifiées ont calmé ces douleurs qui n'avaient pas été assez aiguës pour diminuer beaucoup la liberté des mouvemens.

QUARANTE-UNIÈME OBSERVATION.

M. de St....., voyez page 28.

QUARANTE-DEUXIÈME OBSERVATION,

Due à M. Newbourg, docteur en médecine de la Faculté de Paris.

En janvier 1819, une fruitière de la rue Saint-Laurent, âgée de 38 ans, d'une petite stature, d'un tempérament bilioso-sanguin, et qui n'avait jamais été malade, s'étant éloignée de son domicile, se trouve tout à coup saisie d'un frisson accompagné de douleur vive dans la poitrine. Elle prend un fiacre pour revenir chez elle. Pendant la course, elle éprouve un grand refroidissement qui augmente beaucoup son mal. On la met au lit toute transie. Elle tousse beaucoup, crache du sang, boit une infusion des quatre fleurs pectorales et de lierre terrestre, passe cinq jours sans dormir et sans demander de secours. Le sixième jour elle m'appelle vers le soir. Voici l'état qu'elle me présente. Figure fortement colorée, particulièrement à la pommette droite, yeux vifs et comme exubérans, respiration fréquente et douloureuse, toux continuelle, crachats abondans et tellement rouges qu'on pouvait croire que c'était du sang pur; point très-douloureux sous la mamelle droite; ventre resserré, langue jaune, anxiété extrême du corps et de l'âme. Elle se croit perdue. Dans cette position alarmante, le pouls dur et fréquent ne me semble pas présenter assez de consistance pour permettre la déplétion veineuse qu'exige l'état violent et avancé de la maladie. J'applique sur le lieu douloureux des ventouses pneumatiques scarifiées. La malade se plaint avec cris de la douleur que lui cause cette opération. J'obtiens au plus trois onces de sang. A peine ai-je enlevé la ventouse, que la malade éprouve un mieux très-marqué. Il est tard; je me retire, supprimant le lierre terrestre dont elle faisait usage, et le remplaçant par une décoction de guimauve. Le lendemain tous les symptômes étaient considérablement diminués. La malade avait dormi pour la première fois depuis l'invasion de la maladie. Les crachats étaient toujours sanglans. Le point était beaucoup plus supportable. Je fus d'avis de réitérer l'application de la ventouse scarifiée. La malade, encouragée par le soulagement qu'elle en avait éprouvé, s'y soumit volontiers. Cette dernière application suffit. L'état de la malade va toujours s'améliorant, quoique les crachats restent sanglans plusieurs jours encore.

Avant la guérison parfaite, cette femme, par économie, me remercie de mes soins. Peu de temps après elle vient chez moi, dit qu'elle me doit la vie, et qu'elle *n'a pas la bouche assez grande* pour faire l'éloge du moyen par lequel je l'ai sauvée.

QUARANTE-TROISIÈME OBSERVATION

De M. le docteur Newbourg.

Une femme, âgée de vingt-six ans, d'un tempérament sanguin lymphatique, après une grossesse favorable, accoucha heureusement au mois de décembre dernier, et envoya son enfant en nourrice. Dès les premiers jours de la couche, des symptômes gastriques et des douleurs vives dans le bas ventre, exigèrent l'administration d'un vomitif qui remit les choses dans l'ordre naturel. Vers le vingtième jour, cette femme qui se portait bien, et s'occupait de son ménage, fatiguée de l'extrême chaleur qu'entretenait dans sa chambre un petit poële de terre, se dépouilla imprudemment de ses vêtemens. Vers le milieu du jour, elle fut prise de frisson et de coliques violentes et continuelles. Elle passa la nuit et la matinée suivantes dans cet état. Appelé vers deux heures après midi, je trouvai la malade couchée, la figure pâle, quoique ordinairement fort colorée ; le pouls petit, fréquent et concentré, le ventre très-douloureux, peu tendu, mais ne pouvant supporter la moindre pression, pas même celle de la couverture. Les seins ne me parurent pas sensiblement affaissés, mais les écoulemens utérins étaient arrêtés. J'appliquai des ventouses scarifiées. Malgré l'extrême sensibilité du ventre, cette opération, à mon grand étonnement, ne fut point douloureuse. Les parois abdominales étant très-chargées de graisse, j'obtins fort peu de sang. La malade éprouva sur-le-champ un très-grand soulagement; j'insistai de suite pour une seconde application; mais le bruit des ressorts du scarificateur avait produit sur la malade un tel effroi, que bien qu'elle ne se fût pas plainte de la douleur, elle ne voulut jamais consentir à recommencer. Mes prières et mes remontrances furent vaines. Je la quittai fort tranquille. Le lendemain je revins, elle avait parfaitement dormi toute la nuit. L'écoulement avait reparu. Elle était si bien que je ne jugeai pas à propos de revenir, à moins qu'on ne m'avertît de nouveau, ce qu'on n'eut pas besoin de faire.

QUARANTE-QUATRIÈME OBSERVATION.

(*La* 3e. *de M. le docteur Newbourg.*)

Un homme de vingt-quatre ans, botteleur de fourrages, d'un tempérament sanguin et d'une bonne constitution, travaillant de son état, l'été dernier, en plein soleil, la tête couverte seulement d'un mouchoir, sentit tout à coup un refroidissement accompagné d'un violent mal de tête. La douleur lui fit quitter son ouvrage et regagner sa demeure. Le lendemain, après avoir passé la nuit sans sommeil, et avoir inutilement employé des pédiluves chauds, et des applications sur le front de pain grillé trempé dans le vinaigre, il m'envoya chercher. Je le trouvai dans son lit, les rideaux de la fenêtre fermés, la figure tournée vers la ruelle pour éviter la lumière qui lui était insupportable. Quand il se tourna vers moi, ses paupières se crispaient pour éviter les rayons lumineux, les muscles de sa figure grimaçaient de manière à présenter un rire forcé. La nuit, il avait eu un léger délire. Le pouls était fébrile et plein. Je lui appliquai de chaque côté de la nuque, et successivement, deux ventouses scarifiées. Dès la première application, le malade étonné, dit avec empressement, que le côté ventousé n'avait plus de mal, et que l'autre était bien soulagé. Après la seconde application, il ne souffrait plus du tout. Je revins le voir le lendemain, la maladie avait disparu.

QUARANTE-CINQUIEME OBSERVATION.

(La 4e. de M. le docteur Newbourg.)

M. **, inspecteur général des ponts et chaussées, âgé de soixante-sept ans, d'un tempérament sanguin, d'une grande activité de corps et d'esprit, et d'une extrême irritabilité nerveuse, se trouva tout à coup, l'automne dernier, dans l'état suivant, pour lequel je fus appelé. Dès le matin, il s'était plaint d'étourdissement et d'assoupissement. Quand j'arrivai chez lui vers les deux heures, ce dernier symptôme était considérablement augmenté. A peine paraissait-il entendre les questions que je lui adressais en élevant la voix, et quand à la longue il y répondait, c'était par un monosyllable péniblement articulé. Les forces musculaires étaient nulles. Le malade restait dans le décubitus, faute de pouvoir changer sa position. Le pouls était lent et embarrassé; on lui appliqua douze sangsues à l'anus. On eut beaucoup de peine à le tourner pour le mettre sur le côté. Lorsque ces insectes furent tombés, et qu'on porta le malade sur une chaise percée à la vapeur de l'eau chaude, il tomba dans une syncope qui effraya sa famille, et qui força à le remettre au lit. Je lui fis sur-le-champ donner l'émétique à la dose de trois grains. Deux heures se passèrent sans que le moindre effet se manifestât, les symptômes d'assoupissement, de faiblesse et d'anéantissement étant toujours les mêmes. J'appliquai alors à la nuque une ventouse scarifiée ; dès que le sang commença à couler dans la ventouse, le malade vomit. Aussitôt après il sentit vivement la douleur que lui causait la ventouse, et s'en plaignit amèrement. J'insistai néanmoins. Je retirai à peu près quatre onces de sang. L'émétique continua son effet. Le malade revint parfaitement à lui sans conserver une idée nette de l'état où il s'était trouvé, et après un purgatif que parut exiger son état, il reprit ses occupations ordinaires.

QUARANTE-SIXIÈME OBSERVATION.

(*La 5e. de M. le docteur Newbourg.*)

Un jeune homme de vingt-sept ans, batteur de plâtre, d'un tempérament sanguin et d'une forte constitution, me fit appeler au mois de février dernier. Après s'être exposé au froid dans un état de sueur, il s'était senti saisi de frisson et d'un point de côté. Lorsque je le vis, il était déjà au quatrième jour de sa maladie qui allait en augmentant. Je le trouvai assis au coin de son feu. Il me dit que son point de côté était si douloureux qu'il lui était impossible de rester couché, et que c'était ainsi qu'il avait passé la dernière nuit. D'ailleurs, la toux était fréquente et douloureuse, les crachats sanglans, le pouls fébrile et plein. J'appliquai sous la mamelle droite, siége du point douloureux, une ventouse scarifiée. J'obtins à peu près quatre onces de sang. Dès que la ventouse fut enlevée, le malade se trouva tellement soulagé qu'il put facilement se redresser et s'aller coucher tout de son long. Le lendemain les crachats étaient encore légèrement sanglans, le point de côté peu sensible. Cependant, je proposai, et le malade accepta volontiers, une seconde application de la ventouse, qui ne laissa presque plus de traces de la douleur. Je fis encore une visite au malade, qui ne tarda pas à se rétablir.

QUARANTE-SEPTIÈME OBSERVATION.

(*La* 6e. *et* 7e. *de M. le docteur Newbourg.*)

Un charron, âgé de cinquante ans, d'un tempérament sanguin, bien portant, et grand buveur, fut pris tout à coup et pour la première fois à l'épaule droite, d'une douleur affreuse qui se prolongeait jusque vers la partie inférieure et antérieure du bras. Depuis deux jours qu'il en était atteint, il ne remuait, ne mangeait, et ne dormait plus. Deux ventouses scarifiées appliquées de suite, l'une sur le deltoïde, et l'autre à la partie moyenne du biceps, enlevèrent sur-le-champ la douleur qui ne reparut plus.

C'est surtout dans les douleurs violentes et récentes que triomphe la ventouse. Cependant on en obtient aussi quelquefois de grands succès dans les douleurs anciennes.

Un serrurier était depuis plusieurs mois tourmenté par une douleur fixée à la partie supérieure et latérale de la cuisse gauche vers l'articulation. Cette douleur n'était pas continuelle ; mais elle revenait perpétuellement et interrompait le travail. Un chirurgien fort instruit, avait depuis long-temps épuisé contre elle tous les moyens connus, sangsues, frictions, vésicatoires, quand le malade me consulta. Je lui proposai les ventouses comme dernière tentative, sans lui en promettre grand avantage. Deux applications de ce moyen, l'une au-dessus de l'autre, ont suffi pour enlever le mal, qui n'a pas reparu depuis cinq mois. Seulement, comme les deux applications avaient été voisines, et que les parties avaient été fortement attirées par le vide, il resta quelqne temps une tumeur qui se dissipa d'elle-même.

QUARANTE-HUITIÈME OBSERVATION,

Que m'a donnée M. le docteur Chrétien Lalanne, médecin ordinaire du cinquième dispensaire, et membre du Cercle médical.

Mme......, âgée de quarante-cinq ans, d'une constitution frêle, d'un tempérament essentiellement nerveux, éprouve depuis plusieurs mois les atteintes de l'époque critique. Les menstrues, encore assez régulières et abondantes, prennent quelquefois le caractère de perte. A une de ces époques, la faiblesse résultant de cette abondance de menstruation, me détermina à ordonner l'application d'une large ventouse entre les deux seins. Cette malade, de son propre mouvement, conserva la ventouse pendant 4 heures; la perte fut arrêtée; mais il survint une oppression qui se dissipa au bout de quelques jours.

Je dois les deux observations suivantes à M. le docteur Lafisse, membre du Cercle médical.

QUARANTE-NEUVIÈME OBSERVATION.

Madame L., âgée de quarante-quatre ans, d'un tempérament éminemment sanguin, et conservant encore une menstruation régulière, avait eu dans sa jeunesse plusieurs esquinancies très-graves, et dans un âge plus avancé des étourdissemens accompagnés d'une perte de connaissance presque complète. Ces accidens avaient presque toujours nécessité l'application des sangsues ou la saignée du bras. A quarante-trois ans, elle avait éprouvé, pour la première fois, une accélération très-marquée des battemens du cœur et des artères, ce qu'elle attribuait uniquement à un état d'irritation des nerfs. Comme le sang se portait en même temps avec force vers la tête, et que le pouls était dur, son médecin la fit saigner du bras; mais la malade ayant exigé du chirurgien qu'il tirât la plus grande quantité de sang possible, cette saignée la jeta dans un abattement extrême, et les accidens, loin de se calmer, acquirent plus d'intensité qu'auparavant. Voici quel était l'état de cette dame au mois d'octobre 1818, époque à laquelle je commençai à la soigner.

Embonpoint médiocre, face colorée d'une manière inégale, et d'une rougeur un peu livide, surtout aux lèvres. Les mouvemens des yeux sont pénibles, quelquefois même douloureux, et la lumière les fatigue promptement. Pouls très-fréquent, sec, et parfois inégal, cœur présentant les mêmes anomalies. Sentiment incommode de pulsations générales; respiration plus ou moins gênée, surtout le soir et dans la nuit, difficulté d'avaler qui cesse et se renouvelle par intervalles. Le moindre mouvement, l'exercice le plus modéré sont suivis de fatigue, et rendent les palpitations plus violentes encore.

La malade ayant été saignée outre mesure quelques mois auparavant, et les accidens ayant ensuite plutôt augmenté que diminué, je ne pouvais avoir l'idée de tirer beaucoup de sang à la fois, ce qui d'ailleurs ne réussit pas ordinairement dans ces sortes de cas; en conséquence, pour diminuer la force et la fréquence des battemens du cœur, je fis appliquer quinze sangsues à la région de ce viscère. Je prescrivis en même temps des antispasmodiques et des bains de pieds sinapisés. Ces moyens amenèrent un peu de calme, et dissipèrent en partie la difficulté d'avaler, mais bientôt après les mains et les pieds s'enflèrent un peu, les urines étant devenues rares, troubles et sédimenteuses; il se manifesta en même temps un embarras gastrique : je prescrivis alors un vomitif, et j'employai ensuite la digitale pourprée unie à quelques autres diurétiques. Je parvins ainsi à borner et même à dissiper l'enflure des extrémités, et à rendre la respiration plus libre; mais les palpitations étaient toujours presque continuelles. Regardant alors la ventouse comme le moyen le plus propre à ralentir les battemens des organes circulatoires sans porter aucune atteinte aux forces, je l'appliquai sur la région du cœur. Immédiatement après, la malade me dit qu'elle se croirait guérie si le soulagement que je venais de lui procurer pouvait durer; en effet, son pouls conservait de la fréquence, mais elle ne sentait plus aucunes palpitations. Elle put à l'instant même faire quelques pas avec un aplomb qu'elle n'avait pas eu depuis long-temps. Quelques semaines après, il survint des pesanteurs de tête, des étourdissemens, et les palpitations se firent de nouveau sentir, mais plus faiblement : le pouls avait repris de la tension et de la dureté. J'appliquai à plusieurs reprises des ventouses scarifiées sur la partie du dos correspondant à la région du cœur, en y joignant, tantôt un purgatif doux, tantôt de légers diurétiques, et j'eus le plaisir de voir la circulation et la respiration revenues à leur état naturel, après un traitement d'environ quatre mois.

CINQUANTIEME OBSERVATION.

(*La 2e. de M. le docteur Lafisse.*)

Le Clerc, fondeur de métaux, âgé de dix-neuf ans, d'un tempérament sanguin, et d'une forte constitution, avait eu à douze ans une légère attaque d'apoplexie. Il toussait depuis quelques jours, lorsqu'il s'exposa, le 7 mars 1819, à une pluie froide, après s'être mis en sueur, en se livrant aux travaux de son état. Je le vis le lendemain 8; il avait eu dans la nuit beaucoup d'agitation, et présentait les symptômes suivans : douleur pongitive du côté droit de la poitrine, à la hauteur des 3e. et 4e. côtes sternales, respiration haute, fréquente et difficile, toux presque continuelle, expectoration sanguinolente, pouls fréquent, souple et un peu inégal, chaleur et moiteur à la peau, face plus colorée du côté droit que du gauche, œil humide, hagard, expression de souffrance dans tous les traits. J'appliquai une ventouse scarifiée sur le point douloureux. Le malade me dit aussitôt après, que je lui avais ôté le mal comme avec la main, tant la douleur et la gêne de la respiration se trouvaient diminuées.

Le 9, ces deux symptômes ayant repris leur première intensité, je n'osai pas réitérer l'application de la ventouse dont l'efficacité ne m'était pas encore assez démontrée dans les cas de cette espèce, et j'ordonnai l'application de vingt sangsues sur le lieu de la douleur.

Le 10, aucun soulagement; le malade expectore un sang presque pur : je prescris une saignée du bras.

Le 11, même état, seconde saignée du bras très-abondante, et vésicatoire sur la partie douloureuse.

Le 12, l'irritation et la difficulté de respirer semblaient à peine diminuées; les symptômes étaient accompagnés d'une sorte de délire, et le malade croyait qu'un corps étranger, placé dans la poitrine, l'empêchait de respirer.

Je fis alors ce raisonnement : les poumons sont le siège d'une congestion inflammatoire contre laquelle deux saignées du bras ont eu peu d'effet. Il faudrait, pour la dissiper entièrement par ce moyen, faire courir des dangers au malade en le débilitant à l'excès;

les ventouses scarifiées enlèvent une quantité de sang bien moindre d'une part, et de l'autre paraissent agir en transportant à la surface du corps la turgescence des organes profonds ; elles sont donc préférables à la saignée dans cette circonstance.

J'appliquai en conséquence une ventouse scarifiée sur le même point que la première fois ; j'observai alors une rémission très-marquée de tous les symptômes.

Le lendemain 13, l'inflammation ne paraissant pas encore avoir entièrement cédé, je fis une troisième application de la ventouse, et le malade ne tarda pas à entrer en convalescence.

CINQUANTE-UNIÈME OBSERVATION

Communiquée par M. Delondre, docteur en médecine de la faculté de Paris, secrétaire adjoint du Cercle médical, ci-devant Académie de Médecine de Paris.

L'enfant d'un fontenier, rue Thibautodé, âgé de 7 ans, était venu au monde avec une tête volumineuse et très-alongée dans le sens vertical. Son intelligence avait fait peu de progrès, et sa démarche annonçait un enfant lourd et disposé à l'idiotisme.

Quand on me l'amena, il y avait déjà trois semaines qu'il se plaignait de douleurs assez modérées vers la tête; la vue s'affaiblissait et l'ouie était dure.

Les douleurs vinrent à augmenter graduellement, et affectèrent une sorte de périodicité, à la manière des fièvres tierces; c'était surtout pendant la nuit que les accès revenaient, et qu'ils étaient plus marqués.

L'enfant, quand je le vis, exprimait par des cris aigus la douleur qu'il ressentait dans la tête; il avait le visage animé, les yeux saillans, les pupilles largement dilatées, le pouls serré et très-fréquent, les urines rares, la langue sèche et rouge.

Je crus reconnaître une hydrocéphalite qui était survenue avec lenteur chez cet individu prédisposé par sa conformation. J'ordonnai quatre sangsues derrière chaque oreille, avec une tisane de racine d'asperge et de réglisse, des pédiluves sinapisés.

L'enfant en ressentit un peu de soulagement, et le type tierce fut plus tranché par une rémission absolue dans l'intervalle. Je prescrivis de l'extrait de quinquina en potion et un vésicatoire au bras, puis le mercure doux uni à la scille, à des doses fractionnées.

Ces moyens ne furent pas suivis du succès que j'en pouvais attendre. De deux nuits l'une, les douleurs revenaient avec moins d'intensité, il est vrai ; mais toujours au point de produire beaucoup d'anxiété, et de priver le malade de repos. Je commençai à craindre un épanchement séreux dans les ventricules du cerveau, et je fis consulter M. Gondret, croyant que le feu appliqué à la surface du crâne pourrait être de quelque avantage dans ce cas très-difficile. Son avis fut qu'une congestion sanguine pourrait amener le résultat que je redoutais, et d'après son conseil, j'appliquai les ventouses scarifiées à la nuque et entre les épaules. Des frictions furent faites sur le cuir chevelu (après avoir préalablement fait raser les cheveux) avec un liniment rendu fortement caustique par l'ammoniaque liquide. Ces moyens amenèrent promptement du soulagement, et le retour périodique des douleurs cessa.

Mai 1819. L'enfant continue à se mieux

porter depuis trois semaines; les nuits sont bonnes, et les fonctions s'exécutent avec harmonie. La vue s'est également améliorée. On a envoyé l'enfant à la campagne.

Cette menace d'hydrocéphale, si heureusement combattue, sera-t-elle sans retour? On peut-être dans le doute en réfléchissant à la conformation vicieuse de la tête.

CINQUANTE-DEUXIÈME OBSERVATION

Que je dois aux soins de M. le docteur Giot, à Paris.

M. le chevalier des Graviers fut affecté d'une angine tonsillaire dans les premiers jours de juillet 1818. L'usage de la limonade, des fruits rouges, et de la diète tenue, parut avoir dompté la maladie.

Huit jours s'étaient à peine écoulés que l'inflammation des amygdales reparut avec une plus grande intensité. Engorgement considérable de ces glandes, chaleur vive dans la bouche et le pharynx, aphthes en grand nombre dans l'intérieur de la bouche; déglutition presque impossible, fièvre violente. On ordonne des sangsues, un vomitif et des gargarismes adoucissans ; on joint à ces moyens l'usage du petit lait et de l'eau de poulet. L'état du malade s'améliore dans l'espace de quinze jours ; cependant il reste encore de l'engorgement aux amygdales, et surtout un grand mal de tête avec une chaleur insupportable à la gorge. Alors on applique des ventouses scarifiées à la nuque : ce remède dissipe complétement les symptômes.

CINQUANTE-TROISIÈME OBSERVATION

Envoyée par M. Lécuyer, chirurgien à Saint-Avertin, près Tours.

Avril 1818. M. . . . . ., âgé de vingt-six ans, d'une constitution faible et d'une maigreur extrême, présentait l'état suivant.

Poitrine étroite, épaules ailées, pommettes rouges, voix rauque, toux fréquente, crachats puriformes et comme granulés, hémoptysie fréquente, douleur obtuse au côté gauche de la poitrine, fièvre lente avec redoublement le soir ; son mat obtenu de la percussion du côté gauche de la poitrine. Ces symptômes existaient depuis plusieurs mois ; ils s'étaient développés lentement et avaient résisté à plusieurs traitemens que l'on avait conseillés au malade à la Rochelle, où il demeurait. Ce jeune homme étant regardé par les médecins comme atteint d'une maladie incurable, M. le baron de Roddes l'amena à son château de Cange, et le confia à mes soins.

Je commençai par appliquer quinze sangsues au côté malade ; je posai une ventouse à pompe sur les piqûres : ce remède diminua notablement tous les symptômes. Régime végétal, boissons mucilagineuses, par fois acidulées avec un peu de suc de citron.

Ne comptant pas assez sur ces moyens qui conviennent bien mieux à des inflammations aiguës qu'aux affections qui, en raison du temps qu'elles ont mis à se développer, font craindre une dégénérescence dans le tissu des organes, je me décidai à recourir à celui des épispastiques, dont l'action est la plus énergique. Le malade entrant dans mes vues, je lui appliquai un cautère en roseau, rouge à blanc, sur le côté gauche, entre deux côtes. Le même jour je fis une petite saignée du pied.

J'employai sans succès une potion où entrait l'acide hydro-cyanique. Le malade parut éprouver de bons effets d'une autre potion où, sur quatre onces de solution de gomme arabique j'avais ajouté dix gouttes d'éther muriatique, et quinze d'ammoniaque liquide.

Au bout de quelques jours la plaie résultant du cautère présenta un pus homogène et abondant. Les symptômes perdirent insensiblement de leur intensité; le malade récupéra le sommeil et l'appetit.

Je pratiquai, à des intervalles éloignés, deux petites saignées du pied, et après cinq semaines de traitement, tous les symptômes s'étant dissipés, le malade entra en convalescence. Depuis sa santé s'est parfaitement consolidée (novembre 1818).

M. Lécuyer m'assure avoir obtenu des avantages remarquables de l'emploi de la ventouse dans les engorgemens arthritiques, les rhumatismes et les pleurodynies. Il ajoute que plusieurs fois il a produit de très-bons effets par son application sur les plaies des vésicatoires dans des fièvres accompagnées de délire avec coma ou carus. (4)

Il me serait facile de placer encore ici beaucoup d'observations; mais je m'arrête, tant à cause de leur analogie avec celles qui précèdent, que dans la crainte d'avoir été déjà trop long.

Je dois observer toutefois que la ventouse sèche ou scarifiée, selon les circonstances, m'est extrêmement utile dans le traitement des affections cutanées, soit aiguës, soit chroniques.

Lorsque les premières se développent difficilement, et qu'il en résulte un trouble marqué dans les fonctions les plus importantes, les ventouses appliquées aux extrémités favorisent la marche de la maladie et dissipent facilement les accidens. Quelquefois je joins à leur action l'application de la pommade ammoniacale ou de la moutarde, au degré rubéfiant.

Si j'ai à traiter des dartres ou d'autres exanthèmes chroniques, la ventouse scarifiée les fait assez souvent disparaître, et lorsqu'elle ne suffit pas pour les détruire complétement, je détermine sur la partie malade une vésication au moyen de la pommade ammoniacale, et ordinairement l'affection locale a cessé, lorsque la plaie artificielle est guérie.

Je n'ai pas besoin de dire que j'associe au traitement local les remèdes propres à remplir les différentes indications qui peuvent se présenter concurremment avec ces éruptions.

CONCLUSION.

Ces faits nous paraissent se rapporter à ces sortes d'altérations que l'on est convenu d'appeler Pléthore locale, fluxion, hémorragie, inflammation, et qui présentent à des degrés différens, les caractères suivans :

Exaltation de la sensibilité et tension de la partie affectée.

Dilatation des vaisseaux capillaires.

Afflux d'une certaine quantité de sang artériel, de sang veineux, de fluides blancs et des gaz qu'ils contiennent.

Accumulation du calorique sur la partie affectée, et irradiation de ce fluide sur les parties environnantes.

Suivant l'intensité de la maladie, trouble de différentes fonctions.

Or, le vide fait disparaître tous ces symptômes, quels que soient la région ou l'organe auxquels ils appartiennent. Si l'irritation ou l'inflammation sont très-développées, on ajoute les scarifications au vide, et souvent il suffit de l'évacuation d'une très-petite quantité de fluides sanguins pour dissiper complétement la maladie. Ainsi, la ventouse appelle en quelque sorte à la peau ou chasse au dehors tous les produits de la lésion d'un organe superficiel ou profond. Elle attire les deux sangs à la peau et en évacue, s'il est nécessaire, la quantité requise par l'indication. Elle change aussi l'état de la sensibilité, et de plus, elle est un excellent conducteur du calorique.

Par des résultats aussi constans, aussi étendus, le vide, avec ou sans scarifications, semble mériter le nom de remède spécifique de toute maladie caractérisée par la Pléthore, la fluxion, l'hémorragie et l'inflammation.

Cette proposition serait fondée sur ce que le vide opéré au début, dissipe subitement ces maladies ou les causes qui y ont donné lieu. Les causes occasionnelles quelconques, telles qu'un refroidissement, une métastase goutteuse, etc. mettent l'économie dans l'impossibilité de supporter convenablement la pression atmosphérique, et celle-ci devient pour tout l'organisme, et principalement pour la partie lésée, une surcharge d'autant plus grande que l'air a plus de densité; or, la ventouse, qui n'est autre chose que le moyen à l'aide duquel se fait sur le corps humain la soustraction partielle de la pression atmosphérique ; la ventouse, dis-je, appliquée dans le lieu convenable, en changeant le siége de la maladie, et en aidant la nature à expulser les produits de la lésion, rétablit l'équilibre entre les organes affectés et la pesanteur de l'air à laquelle leur existence est subordonnée.

Quelle que soit l'opinion que l'on se forme sur cette action du vide dans les ordres de maladies précités, je regarde comme démontré, que ce remède administré au début, jouit d'une faculté thérapeutique supérieure à toutes les autres ressources de la médecine.

C'est peut-être ici le lieu de faire sentir l'avantage de la ventouse et de la saignée capillaire sur la saignée veineuse, par laquelle on combat ordinairement les mêmes ordres de maladies, et sur la saignée artérielle dont l'usage est circonscrit dans des bornes si étroites. D'abord, l'ouverture des vaisseaux veineux et artériels ne comporte aucune action épispastique sensible ; mais de plus la saignée artérielle ne peut se faire qu'à la seule temporale. Ainsi, dans la grande majorité des cas d'irritation ou de phlegmasie locales, on ne peut diminuer, que par la piqûre de la veine, la masse des fluides de la grande circulation. Or, c'est un vice inhérent à tout traitement des affections dont nous parlons. Ici, les deux ordres de vaisseaux et les deux sangs jouent un rôle essentiel; et cependant par la saignée veineuse, la seule que l'on puisse le plus souvent se permettre, on n'agit que sur un seul ordre de vaisseaux, on ne diminue que la masse d'une espèce de sang. Au contraire, exerçant son action sur les deux fluides et sur leurs canaux respectifs, la saignée capillaire se trouve dans un rapport plus complet avec les élémens de la maladie. (5)

D'ailleurs, comme on a pu le remarquer dans l'exposé des faits, la saignée capillaire, aidée de la ventouse, a cela de particulier qu'elle guérit l'affection, même la plus grave, par le sacrifice de la plus petite quantité de sang possible. Pour obtenir le succès le plus décisif, il suffit de l'évacuation de moins d'une demi-once, et au plus de cinq ou six onces de ce liquide. Que l'on compare cette pratique et ses résultats avec celle qui consistait, il y a peu d'années, à tirer de la veine jusqu'à trois et quatre livres de sang, et l'on sentira de quel côté reste l'avantage !

Cette action spécifique du vide et des scarifications, si elle est admise, ne saurait être considérée d'une manière absolue qu'au début des phlegmasies et autres lésions primitives. Ses effets seront d'autant moins marqués que l'organe aura reçu des atteintes plus répétées et plus anciennes. Ainsi, la première pneumonie cédera plus facilement que la deuxième, et à plus forte raison que la sixième, la dixième.

La promptitude de la guérison des inflammations et des autres lésions qui s'en rapprochent, par l'application de la ventouse, entraîne une autre conséquence dont il est facile de sentir la force et la vérité. En prévenant, par la résolution subite des maladies, la formation des membranes albumineuses, des granulations, de la carnification, etc., ce remède a l'avantage inappréciable de conserver plus facilement l'intégrité des organes, et la santé se consolide d'autant mieux que le corps a souffert moins de temps et supporté moins de pertes.

NOTES.

(1) *Précis élémentaire de physique expérimentale, par M. Biot*, page 172.

« Par une longue suite d'observations sur la pe-
« santeur de l'air, M. Ramond a reconnu, qu'en
« France, le baromètre a son maximum de hauteur
« vers neuf heures du matin; après quoi il descend
« jusque vers quatre heures du soir, où il atteint son
« minimum; de là il monte de nouveau jusqu'à onze
« heures du soir, où il atteint de nouveau son maxi-
« mum; après quoi il redescend jusque vers quatre
« heures du matin, pour revenir à son maximum
« vers neuf heures. Cette marche est souvent déran-
« gée dans nos climats d'Europe, où l'état de l'at-
« mosphère est si variable; mais sous les tropiques,
« où les causes qui agissent sur l'atmosphère sont plus
« constantes, la période l'est aussi, et à un tel de-
« gré que, suivant M. de Humbolt, on parviendrait
« presque à prédire l'heure à chaque instant du jour
« et de la nuit, d'après la seule observation de la
« hauteur du baromètre; et, ce qui est extrêmement
« remarquable, comme l'a également constaté le
« même voyageur, c'est qu'aucune circonstance at-
« mosphérique, ni la pluie, ni le beau temps, ni
« le vent, ni les tempêtes, n'altèrent la parfaite ré-
« gularité de cette oscillation, qui se maintient la
« même en tout temps et dans toutes les saisons »

(2) *Essai philosophique sur les phénomènes de la vie, par sir Th. Ch. Morgan, traduit de l'anglais*, page 440.

« Il est peu de personnes assez fortement consti-
« tuées pour n'être pas affectées dans leurs sensations
« par les changemens barométriques de l'atmosphère.
« Quand l'air a beaucoup perdu de son élasticité, le
« corps est privé d'une partie de sa force : la séré-
« nité, l'hilarité d'esprit disparaissent ; une pesanteur
« générale, une oppression dans la poitrine, un léger
« mal de tête surviennent : ces effets sont plus marqués
« dans les constitutions sensibles et irritables. Un ac-
« croissement de l'élasticité de l'atmosphère produit,
« au contraire, une exaltation des facultés de réac-
« tion ; les pensées, les sensations, les actions, ac-
« quièrent plus d'intensité, les fonctions deviennent
« plus actives, et donnent à l'existence un charme
« indépendant et des circonstances et des motifs. »

(3) Cette observation et plusieurs autres que m'a fourni la cautérisation sincipitale, ne démontreraient-elles pas dans cette circonstance, l'étroite union et l'action simultanée des lois physiques avec ce principe inconnu que l'on appelle aujourd'hui force vitale?

L'érysipèle n'aurait-il pas pour cause principale l'épanchement, dans les interstices et les aréoles des différentes parties molles qui revêtent le crâne et la face, d'une partie du pus fourni par la plaie?

Au moment du pansement du cautère, on voit ce fluide répandu sur le crâne et sous les parties molles dans une étendue circulaire plus grande que celle décrite par la plaie.

Lorsque cette remarque a été faite, on peut prévenir ou diminuer les effets consécutifs du séjour et de l'accumulation progressive du pus sur des parties qu'il est important de ne pas irriter. Pour arriver à cette fin, on exerce de dehors en dedans sur le cuir chevelu des pressions graduées qui, faisant refluer ce fluide vers le centre du cautère, donnent la facilité de l'enlever au moyen d'une éponge.

Qu'est-ce qui se passe dans cet état des choses? on sent bien que si l'afflux du pus était considérable, il se formerait des dépôts. On prévient cet inconvénient par des pansemens fréquens; mais il n'est pas toujours possible d'en éviter un moins considérable, qui provient de l'épanchement d'une certaine quantité de pus entre les parties molles extérieures; c'est alors que l'on peut observer ce qui résulte, tant de la présence du corps étranger que de la réaction du principe vital. La vitalité des parties affectées s'exalte, et ce mouvement, s'il est violent et entretenu par l'afflux de nouvelles molécules du fluide purulent, peut irradier jusque sur les organes les plus importans. Le pus qui a pénétré entre les lames, les fibres et les aréoles des parties sous cutanées, s'y décompose en vertu de la vitalité qui leur est propre, et le résultat de cette opération est une inflammation cutanée, plus ou moins prononcée, et qui m'a paru, dans plusieurs cas, représenter exactement les symptômes d'un érysipèle très-intense. La peau est très-rouge, très-dilatée, brûlante, douloureuse et parsemée de nombreuses phlyctènes remplies d'un fluide, non pas purulent ni épais comme celui de la plaie, mais bien séreux et plus ou moins lactescent.

(4) Consultez les nos 151, 171 et 173 de la *Bibliothèque médicale*, où se trouvent de belles observations de M. le docteur Lacombe, membre du Cercle médical, sur l'emploi de la ventouse dans des affections cutanées et rhumatismales.

(5) J'employais fréquemment les sangsues avant d'avoir apprécié l'utilité de la ventouse scarifiée. Je me sers moins du premier de ces deux moyens depuis que j'ai été à portée de comparer leurs effets respectifs.

DE LA VENTOUSE SCARIFIÉE.

1°. *De l'instrument dit Scarificateur* (1).

Il y a une action tellement prompte qu'on n'en saurait déterminer la durée ; par l'effet d'une détente semblable à celle d'une arme à feu, il fait, en raison

(1) M. le docteur Newbourg a eu l'idée de faire fabriquer un scarificateur qui me paraît supérieur à ceux de ces instrumens qui nous viennent d'Allemagne, et à une semblable machine que j'ai fait venir de Londres. Il a rencontré un excellent ouvrier qui, après quelques tâtonnemens, est parvenu à donner à cet instrument la perfection désirable. C'est M. Cartier, mécanicien chez M. Audeber, horloger, rue de la Montagne-Sainte-Geneviève, no. 5, près la place Maubert.

de sa composition, dix, seize piqûres qui donnent plus ou moins de sang suivant la profondeur qu'on veut leur donner, laquelle peut s'étendre jusqu'à 4 à 5 lignes; 2°. à l'aide de la ventouse on peut ordinairement évacuer plusieurs onces de sang. En multipliant son application sur les différentes surfaces de la région affectée, on ferait sortir une grande quantité de ce fluide. Mais il est peu de maladies, qui ne sont pas très-rares, il est vrai, où une saignée copieuse soit nécessaire.

La ventouse est-elle enlevée? les piqûres se ferment aussitôt.

DES SANGSUES ET DE LA VENTOUSE RÉUNIES.

1°. *Des sangsues.*

Ce ver est une sorte de ventouse naturelle qui ne peut embrasser qu'une très-petite surface de la peau. Il est presque toujours impossible de s'en servir dans le moment où l'on en a besoin. Il faut perdre une demi-heure et plus en attendant qu'il soit, comme on dit, affamé.

Applique-t-on les sangsues? il se passe en général une heure ou deux avant qu'elles aient opéré leur succion.

Leur piqûre et la succion qui la suit, sont douloureuses pour beaucoup de personnes.

Souvent, la position qu'il faut donner au malade est très-fatigante et l'expose au refroidissement.

La morsure d'un ou deux de ces vers peut occasionner une évacuation sanguine trop abondante. L'hémorragie va quelquefois jusqu'à causer des lipothymies et même la mort.

Chez quelques individus, les plaies des sangsues sont suivies de dépôts plus ou moins considérables.

Le sang obtenu par les sangsues vient des capillaires, et par conséquent des extrémités artérielles et veineuses, comme par les piqûres du scarificateur. Par là cette espèce de saignée a un grand avantage sur celle des veines dans les affections locales dont nous avons parlé, et c'est probablement à cette cause que l'on peut attribuer les succès remarquables, qui, depuis quinze à vingt ans, ont été obtenus par les sangsues dans un grand nombre de maladies.

Mais suffit-il de guérir? Il importe aussi d'obtenir ce résultat avec la plus grande économie et du temps, et de ce fluide qui est un des instrumens les plus importans de la vie. Or, le soulagement que procurent les sangsues, se fait attendre ordinairement 12, 24, 48 heures, et quelquefois plus, tandis que la ventouse scarifiée produit cet effet en moins de quinze minutes et d'une manière plus complète.

2°. Si l'on applique la ventouse par-dessus les piqûres des sangsues, l'action combinée des deux agens remplira plus promptement l'effet que l'on veut obtenir.

Les effets de la ventouse diffèrent donc entre eux selon qu'on l'applique, après les piqûres des sangsues ou après l'action du scarificateur, et cela en raison de la vitesse avec laquelle le sang est tiré, ainsi que de la quantité de ce fluide qui se porte au dehors.

TABLE

SOMMAIRE DE CE MÉMOIRE.

FIN.

www.ingramcontent.com/pod-product-compliance
Ingram Content Group UK Ltd.
Pitfield, Milton Keynes, MK11 3LW, UK
UKHW012220240726
13966UKWH00003B/866

9 782012 922631